CIRUGÍA
TOMO 2

CIRUGÍA
TOMO 2

Luis Armijos, Mario Chaves, Jaime Acosta, Viviana Aguirre
Jenny Altamirano, Angélica Hidalgo, Milton Tite, Kevin Arroyo
Michelle Camacho, Paola Palacios, Daniel Revelo, Marco Bombón
Erika Martínez, Sofía Flores, Juan Heredia, Juan Jácome
Katherine Jaramillo, Jorge Jiménez, José Landívar, Carolina Ludeña
Sofía Maldonado, Rebeca Montenegro, César Cadena

2020 Cuevas Editorial
Diseño de Portada: Julio Álvarez
ISBN: 978-956-6090-083
Impreso en Ecuador - Printed in Ecuador

ÍNDICE DE AUTORES

EDITORES

Luis Xavier Armijos León

Doctor En Medicina Por La Universidad Católica De Cuenca
Diplomado Especialización En Estrategias De Salud Ocupacional Universidad San Marcos
Especialista En Cirugía General Y Laparoscópica Por La Universidad Central Del Ecuador
Docente de Anatomía y Fisiología del instituto superior Cruz roja ecuatoriana
Experto Evaluador Y Elaborador De Ítems Del Consejo De Aseguramiento De La Calidad De La Educación Superior (CACES)
Médico Especialista Del Hospital José María Velasco Ibarra (Tena)
Médico Especialista En Clínica Galenus (Tena)
Médico Especialista En Clínica Pasteur (Quito)
Nutrición en Cirugia

Mario Rafael Chaves Chimbo

Título de Médico Cirujano por la Universidad Central del Ecuador
Especialista En Cirugía General Y Laparoscópica Por La Universidad Central Del Ecuador
Médico Especialista de Cirugía General del Hospital General Enrique Garcés
Docente de la Catedra de Cirugía General de la universidad Central del Ecuador
Fistulas Biliares

COAUTORES

Jaime David Acosta España

Medico por la Universidad Central del Ecuador
Master en Microbiología Medica por la Universidad Federal de Ceará
Diplomado en Infectología por la Universidad dos Hemisferios
Líder de la Unidad de Enfermedades Infecciosas y Microbiología de la Clínica Hospital Canto a la Vida "Padre Carolo"
Docente de Microbiología de la Universidad de las Américas (UDLA)
Miembro del Clinical & Laboratory Standards Institute USA
Anatomía del Hígado

Viviana Elizabeth Aguirre Carvajal
Título de Médico por la Universidad Central del Ecuador
Médica Residente del Hospital IESS Quito Sur
Absceso Hepático

Angélica Yessenia Hidalgo Mafla
Título de Medico Cirujana por la Pontificia Universidad Católica del Ecuador
Medica en Atención Primaria a Niños, Niñas y Adolescentes en Institución Marista.
Quiste Hepático

Kevin Andrés Arroyo Maldonado
Título de Médico por la Universidad Central del Ecuador
Médico Estudiante de Posgrado de Cirugía General y Laparoscopica de la Universidad Internacional del Ecuador (UIDE)
Hospital Metropolitano de Quito
Hipertensión Portal

Michelle Elizabeth Camacho Marroquín
Título de Medico por la Universidad Central del Ecuador
Medica en Libre Ejercicio de la Profesión
Anatomía del Intestino Delgado

Daniel Revelo Luna
Título de Médico por la Universidad de las Américas (UDLA)
Médico Residente del Hospital Pablo Arturo Suárez
Obstrucción Intestinal

Paola Alexandra Palacios Jaramillo
Título de Medico por la Universidad Central del Ecuador
Médico en Ejercicio libre de la profesión
Isquemia Intestinal

Marco Fabricio Bombón Caizaluisa
Título de Médico por la Universidad Central del Ecuador
Médico Residente de Cirugía en Clínica de Especialidades Médicas Inglaterra
Fistulas Enterocutaneas

Erika Johanna Martínez Oviedo
Título de Medico por la Universidad Central del Ecuador
Medica Residente de Cirugía Pediátrica del Hospital de Especialidades de las
Fuerzas Armadas N°1
Síndrome de Intestino Corto

Jenny Belén Altamirano Jara
Título de Medica por la Universidad Central del Ecuador
Medica en Libre ejercicio de la profesión
Apendicitis Aguda

Sofía Lorena Flores García
Título de Médico Cirujana por la Pontificia Universidad Católica del Ecuador
Estudiante de Posgrado de Anestesiología, Reanimación y Terapia del Dolor
de la Pontificia Universidad Católica del Ecuador
Médico Residente de la Clínica INFES
Anatomía del Colon

Juan Carlos Heredia Cedeño
Título de Médico por la Universidad Laica Eloy Alfaro de Manabí
Especialista en Medicina de Emergencias y Desastres por la Universidad San
Francisco de Quito.
Docente de la Universidad Central del Ecuador
Megacolon

Juan Francisco Jácome Calle
Título de Médico Cirujano Pontificia Universidad Católica del Ecuador
Médico en Herdoiza Crespo Guerrero
Enfermedad Diverticular del Colon

Katherine Lissette Jaramillo Gracia
Título de Medico Cirujana por la Pontificia Universidad Católica del Ecuador
Medica Residente de Emergencias del Hospital San Francisco de Quito
Enfermedad Inflamatoria del Colon

Jorge Paul Jiménez Guerra
Título de Medico por la Universidad Central del Ecuador
Médico Residente de Emergencias del Hospital General Enrique Garcés
Pólipos y Poliposis del Colon

José Martín Landívar Pérez
Título de Médico por la Universidad Central del Ecuador
Médico Residente del Hospital de Especialidades de las Fuerzas Armadas
N°1
Anatomia del Ano

Carolina Michelle Ludeña Benalcázar
Título de Médico Cirujana por la Universidad Tecnológica Equinoccial
(UTE)
Magister en Salud y Seguridad Ocupacional con mención en Prevención de
Riesgos Laborales por la Universidad Internacional SEK
Médica en Emergencias Médicas Integrales
Médica Ocupacional en Praxmed y Pycca.
Fistulas Perianales

Sofía Mishell Maldonado Llumiquinga
Título de Medico Cirujana por la Pontificia Universidad Católica del Ecuador
Medica Rural del Centro de Salud de Cascales – Sucumbíos
Fisura Anal

Milton Daniel Tite Naranjo
Título de Médico General por la Escuela Superior Politécnica del
Chimborazo
Médico Residente de Cirugía del Hospital General José María Velasco Ibarra
del Tena
Hemorroides

César Augusto Cadena Carrasco
Título de Médico por la Universidad Central del Ecuador
Medico en Libre Ejercicio de la Profesión
Incontinencia Anal

Rebeca Estefanía Montenegro Velalcázar
Título de Medico por la Universidad Central del Ecuador
Médica en libre ejercicio de la profesión
Curación de Heridas

ÍNDICE

CAPÍTULO 1 (a.)

Jaime David Acosta España
Anatomía del Hígado

<h2 style="text-align:center">Anatomía del Hígado</h2>

Anatomía Macroscópica

.El estudio de la morfología hepática es fundamental en las intervenciones de este órgano como del árbol biliar, Este un órgano sólido que pertenece al aparato digestivo que ocupa todo el hipocondrio derecho con su importante masa entre 1200 a 1600 gramos. En condiciones normales el reborde costal coincide con el borde inferior hepático mientras que a nivel superior el hígado esta recubierto por diafragma, Pese a la ubicación hepática en la cavidad abdominal, es interesante acotar que todo el hígado derecho y gran parte del izquierdo está protegidos por la caja torácica. El área denominada desnuda del hígado que representa a la cara su posterior y está relacionada a la vena cava inferior (VCI),

Un recubrimiento hacia el hígado es dado por una extensión del peritoneo, la cual respeta la fosa de l vesícula biliar, el hilio hepático y la cara posterior hepática a ambos lados de la VCI. Es importante mencionar que el peritoneo se duplicaciones en la superficie hepática produciendo ligamentos. En el caso de las duplicaciones diafragmáticas son llamadas ligamento coronario, cuyos bordes laterales son constituidos por ligamentos triangulares a sus lados derechos e izquierdos. Desde la parte central del ligamento coronario surge el ligamento falciforme que se extiende por delante como una membrana fina que cominuca la superficie hepática con el diafragma, la pared abdominal y el ombligo.

Como ya se vio en anatomía de la pared abdominal es importante recordar que el ligamento redondo es un remanente de la vena umbilical obliterada y discurre a lo largo del borde inferior del ligamento falciforme, desde el ombligo hasta la fisura umbilical. La llamada fisura umbilical corresponde a la cara inferior izquierda hepática y contiene la triada portal izquierda. Anatómicamente podemos encontrar una marca conspicua superficial del hígado denominada como ligamento falciforme la cual divide al hígado en sus lóbulos derecho e izquierdo. Lamentablemente esta defición puede llegar a ser imprecisa en el contexto de cirugí hepato biliar. El ligamento venoso es una estructura que se encuentra en la cara posterior izquierda hepática situada desde la vena porta izquierda en el hilio hepático hacia la vena hepática izquierda y la VCI (Imagen 1).

Imagen 1.- Anatomía macroscópica hepática

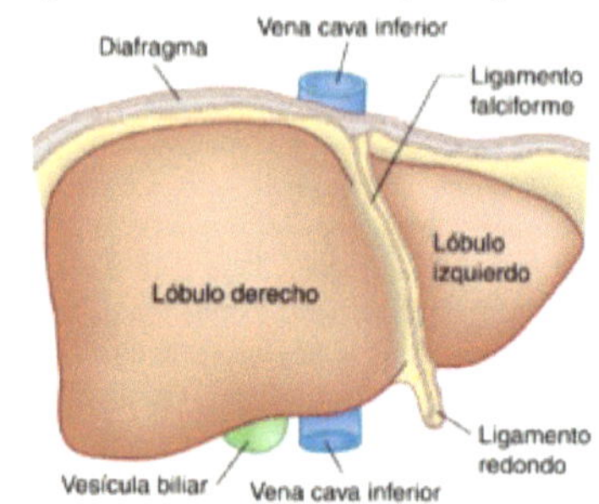

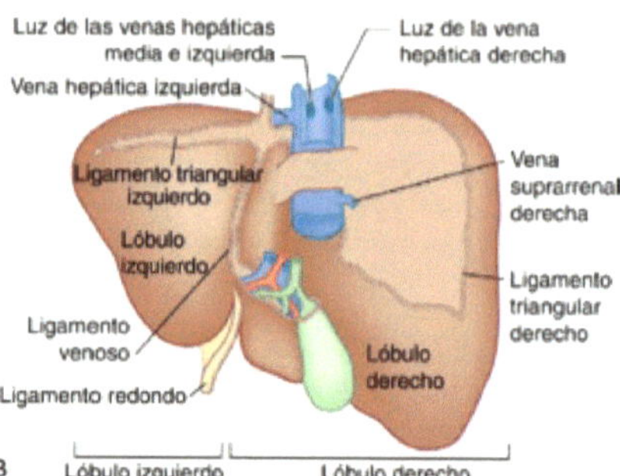

A. El hígado se ha divido en los lóbulos derecho e izquierdo a partir de la referencia externa del ligamento falciforme. En la cara inferior del ligamento falciforme se puede observar cómo ingresa el ligamento redondo mediante la fisura umbilical.

B. Se observan las caras posterior e inferior del hígado. El hígado esta relacionado por la vena cava inferior (VCI), que lo atraviesa por un surco. Puede observarse las tres grandes venas hepáticas y la vena suprarrenal derecha penetran directamente en la VCI. Se ve también el área desnuda que

es la cara posterior hepática es delimitada por los ligamentos triangulares derecho e izquierdo. A la izquierda de la VCI está presente el lóbulo caudado, que limita, por su izquierda, con una fisura relacionado al ligamento venoso. El epiplón menor finaliza en el borde del ligamento venoso y, así, el lóbulo caudado se encuentra dentro del epiplón menor, y el resto del hígado esta ubicado en el compartimento supracólico.
Tomado de Sabiston Tratado de Cirugía, 20 Ed. Elsevier
Adaptado por JD Acosta

La irrigación hepática ingresan por el hilio a través de la arteria y vena portal y se ramifica por el órgano como una unidad pedicular portal, que está relacionado a un conducto biliar. Estos espacios portales son revestidos por una vaina peritoneal que se invagina en el hilio hepático. Las venas hepáticas derecha, media e izquierda, que desembocan directamente en la VCI suprahepática encargándose del drenaje venoso.

Anatomía Funcional
El hígado de forma funcional está compuesta por 8 segmentos los cuales están alimentados por un pedículo (triada portal) constituido por ramas de la vena porta, arteria hepática y un conducto biliar. Cada uno de estos segmentos hepáticos se dividen en 4 sectores los cuales son separados por cisuras que contienen tres grandes venas hepáticas. Los cuatros sectores se reporten posteriormente en hígado derecho e izquierdo.

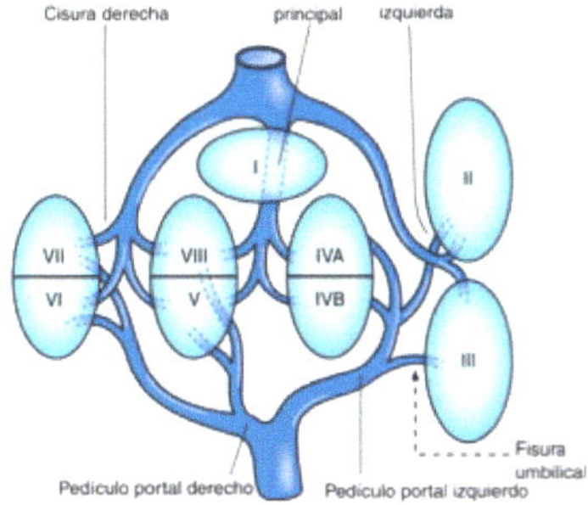

Cada segmento tiene su propio pedículo portal (tríada de ramas de la vena porta, la arteria hepática y el conducto biliar). Se observan los ocho segmentos y los cuatro sectores, separados por las tres grandes venas hepáticas que discurren por las cisuras. La fisura umbilical contiene el pedículo portal izquierdo
Tomado de Sabiston Tratado de Cirugía, 20 Ed. Elsevier
Adaptado por JD Acosta

La vena hepática media esta situada en la la cisura (línea de Cantliex) principal dividiendo al hígado en hemihígados derecho e izquierdo. El hígado derecho esta divido en un sector anterior conformado por los segmentos V y VIII, mientras que el sector posterior formado por los segmentos VI y VII los cuales contienen la vena hepática derecha. Estos sectores están irrigados por el pedículo portal derecho, El hígado izquierdo contienen contiene el pedículo portal izquierdo que alberga la vena porta, la arteria hepática y el conducto biliar izquierdos los cuales discurren por la fisura ramificándose para alimentar al hígado izquierdo.

El hígado izquierdo se divide en un sector anterior formado por los segmentos III y IV y posterior constituido exclusivamente por el segmento II. En el sector posterior izquierdo se puede observar el ligamento redondo que contiene la vena hepática izquierda.

En el hilio hepático es interesante estudiar la triada portal derecha mas corta (1 a 1.5 cm) en comparación a la triada portal izquierda mas larga (3 a 4 cm) que es transportada por la placa biliar a lo largo de la base del segmento IV. El lóbulo caudado (segmento 1) es la porción dorsal de hígado en donde se encuentra relacionado a su cara posterior la VCI y esta limitado por la triada portal por abajo por la triada portal y en la parte superior por las venas hepáticas izquierda y media. Este lóbulo caudado se encuentra relacionado a la izquierda por la VCI, aunque, en la parte inferior se une al hígado derecho. El tubérculo caudado es la porción derecha del lóbulo caudado, mientras que la parte izquierda esta ubicado en la transcavidad de los epiplones y está revertida por delante por el epiplón menor (ligamento gastrohepático), que los separa de los lóbulos II y III en su región anterior.

Es bastante interesante que los pedículos derechos e izquierdo aportan con el drenaje vascular y biliar. Es así que el lóbulo caudado derecho se irriga por vena porta derecha o ,, la bifurcación de la vena portal principal. Por otro lado, El lóbulo caudado en su porción izquierda deriva su irrigación de la vena portal principal izquierda. La perfusión arterial provienen respectivamente del pedículo derecho e izquierdo. El drenaje venoso del lóbulo caudado es peculiar y está dado por varias vénulas posteriores que drenan directamente al VCI. El borde posterior izquierdo del lóbulo caudado posee un componente fibroso donde se insertan los pilares diafragmáticos y discurre la VCI que se inserta en el segmento VII hepático derecho.

Es raro que el hígado se desarrolle de forma anómala, aunque se ha descrito la ausencia completa del hígado izquierdo, lóbulo de Riedel, casos aislados de hígado supradiafragmático, etc.

Vena Porta

Esta vena suministra el 75% del flujo sanguíneo hepático y pese a ser sangre venosa aporta entre el 50 al 70 % de las necesidades de oxígeno del hígado. Esto es contribuido a un caudal voluminoso debido a la baja presión que se explica por la falta de valvas en el sistema venoso portal. La vena portal es formada por la unión de vena mesentérica inferior con la esplénica por detrás del cuello pancreático, que genera una longitud entre 5.5 7 8 cm con un diámetro de 1 cm. Esta transcurre a través del ligamento heptoduodenal y continuo por el borde derecho del epiplón menor.

La vena porta a nivel del hilio hepático se divide en sus ramas derecha e izquierda. La rama izquierda continua de forma transversal por la base del IV segmento, a nivel de la fisura umbilical emite ramificaciones para los segmentos II y III; además de las ramas recurrentes que se dirigen hacia el segmento IV. La vena porta izquierda también llega hasta el lóbulo caudado izquierdo.

La vena portal derecha posee un traeycto fuera del hígado corto después del cual penetra en el tejido. Una vez dentro de la sustancia hepática se divide en ramas sectoriales anterior y posteriores. En algunos casos las ramas sectoriales pueden provenir directamente de la vena   porta principal.   La ramas sectoriales pueden provenir directamente de la vena porta principal. La rama del tubérculo caudado suel provenir de la vena porta principal o desde su bifurcación.

Es posible encontrar conexiones entre el sistema portal venoso y sistémico. Lo cual puede dar lugar a varices por ejemplo las venas submucosas del estómago proximal y el esófago distal reciben flujo portal de las venas gástricas cortas y de la vena gástrica izquierda. las venas umbilicales y de la pared abdominal recanalizan el flujo que discurre por la vena umbilical en el ligamento redondo, dando lugar a una cabeza de medusa lo que puede dificultar la cirugía abdominal.

Dentro de las variantes fisiológicas podemos encontrar desembocadura directa de la vena porta a la vena cava, colocación por delante del la vena cava por delante del cuello pancreático, etc.

Arteria Hepática
Esta artería tienen un flujo alto y transporta sangre oxigenada proporcionado el 25% (30 a 50 % de oxigenación hepática) de todo el flujo sanguíneo hepático.

El tronco celiaco nace de la aorta por debajo del hiato diafragmático. Emite tres ramas dando lugar a la arteria esplénica, gástrica izquierda y hepática común. La arteria hepática común va por el borde superior pancreático y discurre a través del borde derecho del epiplón menor, después asciende al hilio hepático por delante de la vena cava inferior y a la izquierda del conducto biliar. En el hilio hepático la arteria hepática se divide en ramas izquierda y derecha, la rama izquierda asciende hacia la fisura umbilical para irrigar a los segmentos IV y III. El segmento cuatro también suele recibir un rama arterial media.

La arteria hepática derecha circula por detrás del colédoco ingresando por el triángulo de Calot, aquí, da la arteria cística que irriga la vesícula viliar y luego continua por dentro del hígado derecho. A diferencia de la anatomía portal, en la anomía arterial puede llegar a ser extremadamente variable. Un vaso accesorio es aquel de origen aberrante, un vaso reemplazado se refiere a que tiene un origen aberrante, pero suple la falta de la rama normal.

Pese a que de forma habitual la arteria hepática proviene del tronco celiaco, puede provenir de la arteria mesentérica (AMS). Otra variación es que las arterias hepáticas derecha e izquierda pueden provenir directamente del tronco celiaco. El 11-21% existen arterias hepa´ticas accesorias que provienen de la AMS, los cuales suelen discurrir por el espacio posterior de la vena porta (espacio portocavo). Una arteria hepática izquierda se puede encontrar en su variante accesoria en el 3.8 – 10 % de las personas.

Venas Hepáticas
Estas drenan a la VCI, siendo que la vena hepática derecha recorre la cisura derecha y drena la mayor parte del flujo hepático. Las vena hepáticas izquierdas (VHI) y medias VHM) suelen unirse dentro del hígado y desembocan en VCI como un solo baso o inclusive por separado, La VHI sigue la cisura izquierda drenando los segmentos II y III, pero la VHM transcurre por la por la cisura portal drenando el segmento IV y una parte del segmento anterior del hígado derecho. La vena umbilical se trata de una vena adicional que acmpoaña el ligamento falciforme y suele desembocar en la VHI. El lóbulo caudado y sector posterior derecho drenan directamente al VCI.

Sistema Biliar
Las ramas ductales principales derecha e izquierda son ramificaciones de los conductos biliares intrahepáticos, que invaginan la cápsula de Glison (cápsula fibrosa que recubre la superficie externa del hígado) en el hilio, junto con sus ramas de la vena porta y arteria hepática que en conjunto forman las triadas portales también cubiertas por peritoneo. La ubicación de los conductos biliares suele ser por encima de las vena porta en estas triadas portales intrahepáticas, recordando que la arteria hepática suele discurrir por debajo de la vena porta.

Los segmentos II, III y IV drenan por medio del conducto hepático izuqierdo El conducto hepático derecho por otro lado drena los segmentos V a VIII que se forma por la confluencia del conducto sectorial anterior (Vy VIII) y posterior (VI y VII). El conducto hepático izuqierdo y derecho en el punto de confluencia anterior a la vena porta derecha constituyendo el conducto hepático común. El segmento I que corresponde al lóbulo caudado tiene su propio sistema de drenaje biliar que corresponde a los sistemas derecho e izuqierdo.

A nivel del conducto cístico el descenso del conducto hepático común continua su trayecto adoptando el nombre del colédoco, el cual mide entre 10 a 15 cm con 6 mm de diametro y desemboca en la segunda porción del duodeno a través de la ampolla de Vater, donde suele juntarse con el conducto pancreático de Wirsung. Aquí el flujo de bilis es contralado por un musculo llamado esfínter de Oddi que consta de tres porciones: 1) el esfínter coledociano es u un músculo circular que ayuda a regular el flujo de la bilis y el llenado de la vesícula biliar; el esfinter pancreático, presente en un grado variable, rodea el conducto pancreático intraduodenal, y 3) el esfínter papilar (de la ampolla), compuesto por músculo longitudinal, impide el reflujo duodenal.

La vesícula biliar es un almacenamiento de bilis que se apoyada en la cara inferior de los ligamentos IV y V del hígado. La mayor parte de la vesícula suele verse cubierta de peritoneo, a excepción de su parte adherida al hígado como se ve en la imagen 3.

Imagen 3.- El sistema laminar

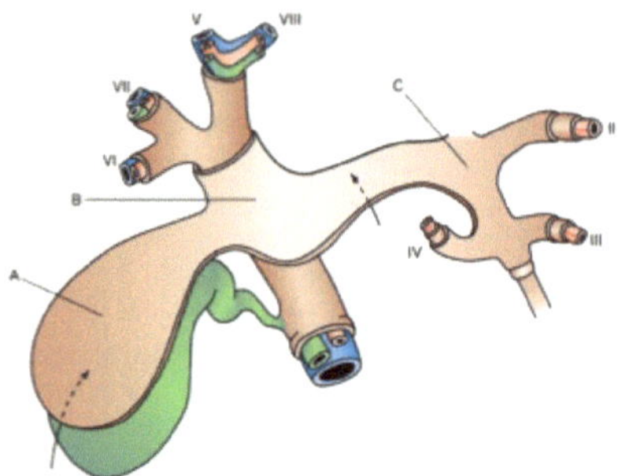

El sistema laminar: la placa cística entre la vesícula biliar y el hígado (A), la placa hiliar en la confluencia biliar en la base del segmento IV (B), y la placa umbilical situada por encima de la porción umbilical de la vena porta (C). Las flechas muestran el plano de disección de la placa cística para la colecistectomía y de la placa hiliar para la exposición de la confluencia de los conductos hepáticos y del conducto hepático izquierdo
Tomado de Sabiston Tratado de Cirugía, 20 Ed. Elsevier
Adaptado por JD Acosta

El tamaño de vesícula biliar suele rondar entre 10 cm de longitud, 3 a 5 cm de ancho y puede ser variable. Está conformado por cuerpo, infundíbulo y cuello que desemboca en el conducto cístico. El gorro frigio es repliegue de la proyección del fondo de la vesícula mas allá del borde hepático. La porción de la vesícula ubicada entre el conducto cístico y el infundíbulo se conoce como el cuello. Los pliegues de Heister son duplicaciones tortuosas de la primera porción del conducto cístico que regulan el llenado y vaciamiento de la vesícula. La unión del conducto dístico mas el conducto hepático común construyen el colédoco.

La anomalías relacionadas con el árbol biliar son frecuentes observado en la imagen 4, Las anomalías comunes de la unión biliar abarcan modificaciones en la inserción de los conductos sectoriales derechos (comumente, el conducto sectorial posterior). La confluencia puede ser resultado de una trifurcación de los conductos sectorial anterior derecho, hepático izquierdo y sectorial posterior derecho. Cualquiera de los dos conductos sectoriales derechos puede drenar en el conducto hepático izquierdo, el conducto hepático común, el conducto cístico o, rara vez, la vesícula biliar

Imagen 4.- Variaciones en la confluencia de los conductos hepáticos

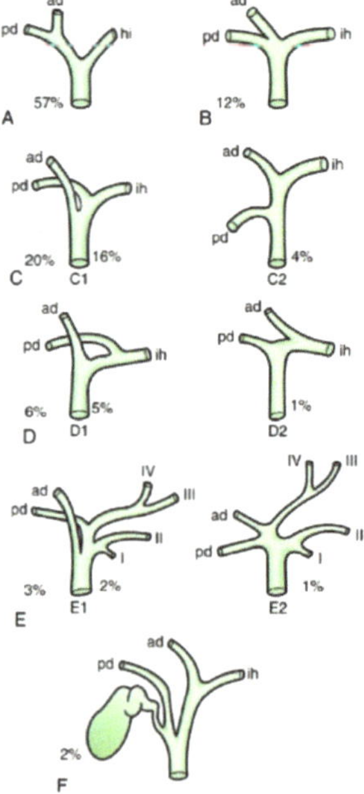

A, Anatomía más común. B. Trifurcación en la confluencia. Los conductos sectoriales derechos pueden drenar ambos en el conducto hepático común (C) o bien cualquiera de los conductos sectoriales derechos puede hacerlo en el conducto hepático izquierdo (D). E. Ausencia de confluencia de los conductos hepáticos. F. Ausencia del conducto hepático derecho y drenaje del conducto sectorial posterior derecho en el conducto cístico.
Tomado de Sabiston Tratado de Cirugía, 20 Ed. Elsevier
Adaptado por JD Acosta

Las variaciones anormales de la vesícula biliar son, por sí mismas, infrecuentes. Por ejemplo, se puede encontrar: agenesia de la vesícula biliar, vesícula biliar bilobulada con dos o un solo conducto, trabucaciones y divertículos congénitos dentro de las malformaciones descritas frecuentemente como se puede ver en la imagen 5. Mientras que las anomalías en la posición de la vesícula se son más frecuentes y comprenden una posición intrahepática y, rara vez, la presencia en el lado izquierdo del hígado. Además, en caso de la vesícula posea un mesenterio largo, está predispuesta a torsión.

Imagen 5.- Variaciones en la anatomía de la vesícula biliar y del conducto cístico.

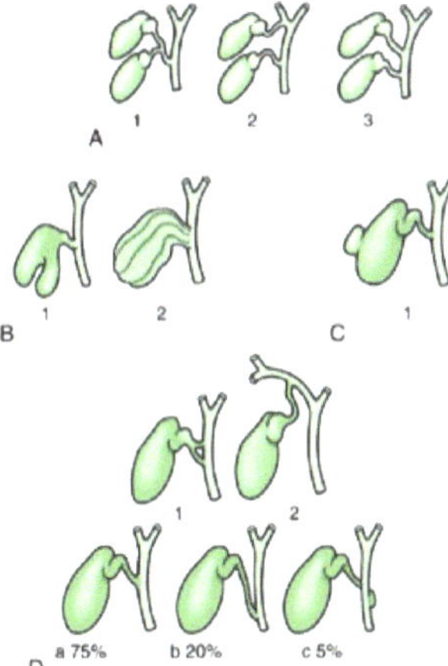

A. Vesícula biliar bilobulada. B. Tabicaciones de la vesícula biliar. C. Divertículo de la vesícula biliar. D. Variaciones en la anatomía del conducto cístico. Se ilustran los tres tipos de confluencia entre el conducto cístico y el conducto hepático común
Tomado de Sabiston Tratado de Cirugía, 20 Ed. Elsevier
Adaptado por JD Acosta

Nervios

La inervación hepática y biliar se da a través de neuronas simpáticas originadas desde D7 a D10 y de neuronas parasimpáticas proveniente de los dos nervios vagos. Las fibras simpáticas discurren por los ganglios celíacos antes de dotar de fibras posganglionares para el hígado y vía biliar. Se crea un plexo nervioso hepático anterior que discurre a lo largo de la arteria hepática gracias a los ganglios celíacos derechos y el nervio vago derecho. Un plexo hepático posterior está dado por los ganglios celíacos izquierdos y el nervio vago izquierdo, situado detrás de la vena porta y de la vía biliar. Las arterias hepáticas son inervadas por fibras simpáticas, mientras que la vesícula biliar y los conductos biliares extrahepáticos reciben fibras simpáticas y parasimpáticas.

Sistema Linfático

El drenaje hepático en gran medida se dirige hacia el ligamento hepatoduodenal, estos vasos linfáticos suelen continuar a los largo de la arteria hepática para desembocar en los ganglios linfáticos celiacos. Estos ganglios celiacos del sistema linfático se dirigen hacia la cisterna del quilo ("Sabiston. Tratado de cirugía - 20th Edition," n.d.).

1.Sabiston. Tratado de cirugía - 20th Edition. (n.d.). Retrieved December 15, 2019, from   https://www.elsevier.com/books/sabiston-tratado-de-cirugia/townsend/978-84-9113-132-8

CAPÍTULO 1 (b.)

Viviana Elizabeth Aguirre Carvajal
Absceso Hepático

Absceso Hepatico

Introducción

El absceso hepático es una infección poco común, sin embargo, su incidencia está en aumento debido al índice elevado de neoplasias hepatobiliares, pacientes con inmunodepresión, desarrollo de las técnicas radiológicas, endoscópicas y quirúrgicas complejas y del trasplante hepático. El hecho de que la morbilidad y la mortalidad sean elevadas lo convierten en una urgencia diagnóstica y terapéutica. La primera causa es biliar, su diagnóstico se basa en las pruebas de imagen y la punción radioguiada del absceso. El tratamiento comprende antibioticoterapia parenteral asociada a drenaje radioguiado o quirúrgico. (ROSSI, 2018)

Definición

Los abscesos hepáticos son colecciones purulentas formadas en el parénquima hepático, como consecuencia de una infección de origen bacteriano, fúngico o parasitario. La infección puede propagarse al hígado a través del árbol biliar, las venas hepáticas o la vena porta, por extensión de una infección adyacente o como resultado de un traumatismo. Pueden presentarse uno o múltiples abscesos. (SIMMONS, 2018)

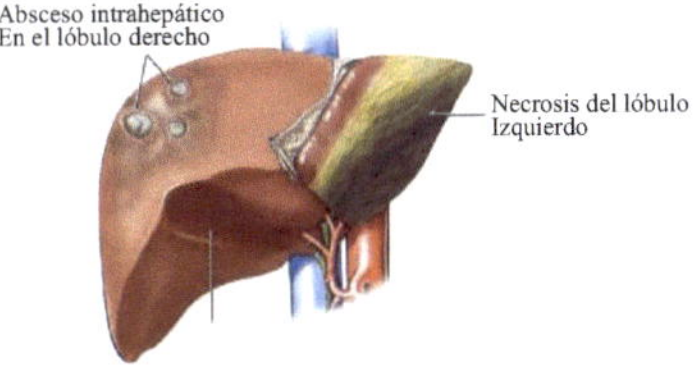

Figura 1. Absceso hepático, A.D.A.M, Interactive Anatomy, 2017, ilustración

Epidemiologia

La incidencia de los abscesos hepáticos (AH) ha incrementado durante los últimos 50 años debido al alto índice de neoplasias hepatobiliares, pero también por las técnicas quirúrgicas, endoscópicas y de radiología intervencionista que facilitan su pronto diagnóstico, afecta más a los varones (55-60% de los casos), el promedio de edad en el momento del diagnóstico ha pasado de 25-30 años en la década de 1970 a 50-60 años en la actualidad. (ROSSI, 2018)

El descenso de la mortalidad con respecto a los AH (el 80% a principios del siglo XX, el 14-20% en la actualidad) podría explicarse por los adelantos de los métodos diagnósticos (tomografía computarizada [TC], ecografía) y terapéuticos (antibioticoterapia, radiología intervencionista). Sin embargo, sigue siendo elevada, por lo que el AH es una patología cuyo diagnóstico debe formularse rápidamente. (ROSSI, 2018)

Factores de Riesgo
Los factores de riesgo sistémicos comprenden: diabetes, cirrosis, bacteriemia de origen no hepático e inmunodepresión. Los pacientes inmunodeprimidos son más propensos a desarrollar AH. Los que tienen un trasplante de órgano sólido o los esplenectomizados desarrollan más AH por piógenos. Los pacientes con hemopatías malignas complicadas con aplasia prolongada desarrollan más AH fúngicos. En los pacientes trasplantados hepáticos, el principal factor de riesgo de AH es la colangitis isquémica secundaria a una trombosis de la arteria hepática. (ROSSI, 2018)

Etiología
El absceso hepático piógeno en la mayoría de los casos es una infección polimicrobiana. Los microorganismos aislados más frecuentes son: Escherichia coli, especies de Klebsiella, Streptococcus constellatus, S anginosus, S intermedius otras especies estreptocócicas, Enterococcus y bacterias anaerobias, que incluyen Bacteroides fragilis y Fusobacterium necrophorum. Las especies de Staphylococcus aureus y Pseudomonas son causas menos frecuentes de absceso hepático. La colangitis piógena recurrente (asociada con la hepatolitiasis), debido a la Salmonella typhi, puede causar absceso hepático piógeno. Los abscesos causados por las especies de Klebsiella se han relacionado con complicaciones extrahepáticas, incluida la endoftalmitis y las infecciones del sistema nervioso central. (SIMMONS, 2018)

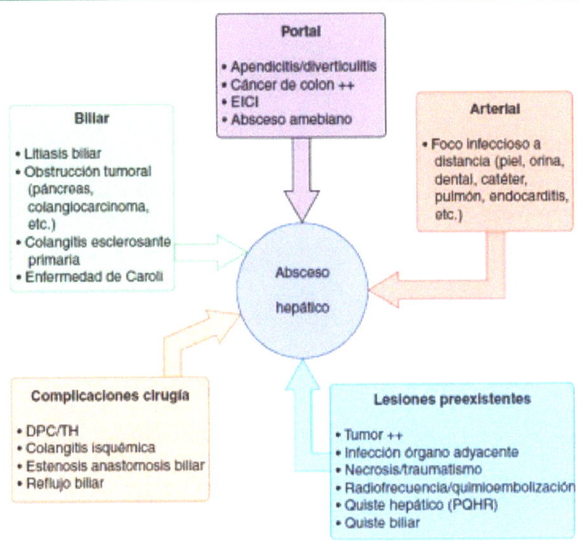

Figura 2 absceso hepatico, Volume 22, Issue 1, March 2018, flujograma

Fisiopatología

Los abscesos hepáticos se forman por la propagación de infecciones de una de las siguientes fuentes:

- Árbol biliar
- Vena porta
- Venas hepáticas
- Propagación de infecciones contiguas
- Traumatismo penetrante
- Origen biliar [SIMMONS, 2018]

Clasificación

Clasificación tradicional de los abscesos hepáticos

- Absceso piógeno
- Amebiano

Absceso Piógeno
Introducción

Es una enfermedad que sigue siendo un reto médico, su curso clínico suele ser insidioso llevando en la mayoría de los casos a un diagnóstico tardío y a una mortalidad elevada. La incidencia del AHP es mayor en los extremos de la vida con alta frecuencia entre la quinta y sexta décadas, afectando a hombres y mujeres en una relación de 2,5:1 (IGLESIAS, 2018)

La historia clínica es de suma importancia y debe ir dirigida a identificar los factores de riesgo, entre ellos enfermedad biliar; infección bacteriana en otro órgano intraabdominal; viajes recientes o migración a zonas endémicas; trauma abdominal; mantener relaciones homosexuales, el uso de medicamentos inmunodepresores y enfermedades crónicas como la diabetes. (IGLESIAS, 2018)

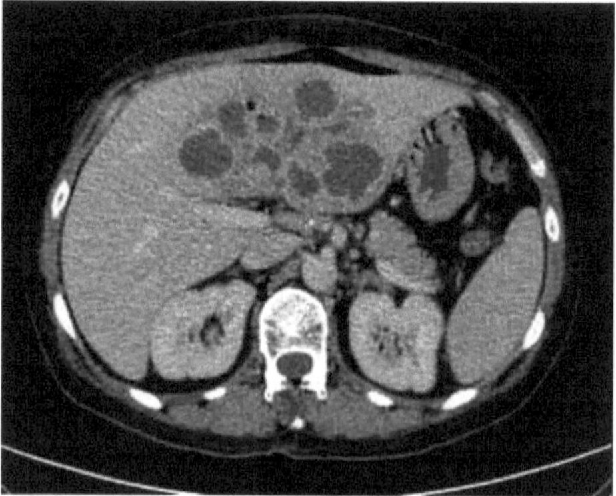

Figura 4 absceso hepatico piogeno, portales médicos punto com. 2013, ilustración

Concepto

Absceso hepático piógeno (AHP) es una colección supurada rodeada de una cápsula fibrosa en el parénquima del hígado. Su incidencia es más elevada en hombres. Comúnmente son de etiología polimicrobiana, siendo la infección por hongos poco frecuente. La sintomatología es inespecífica siendo necesaria la combinación de estudios de laboratorio y de imagen para confirmar el diagnóstico (IGLESIAS, 2018)

Los AHP suelen localizarse preferentemente en el lóbulo derecho, como consecuencia del mayor flujo sanguíneo. Las lesiones pueden ser únicas o múltiples, siendo esto determinado, en parte, por el mecanismo etiopatogénico. El tamaño de los abscesos piógenos es variable, pero la mayoría de las revisiones reflejan un diámetro máximo medio que oscila entre los 5 y 10 cm, sin embargo, reportaron un caso de 25 cm tomando esto como referencia a partir de 20 cm para clasificarlos como gigantes. En la presentación clásica suelen tener forma circular, sin embargo, pueden llegar a tener diversas formas. (GARCIA, 2011)

Clasificación por su Origen:

• **Biliar.** Debido a colangitis ascendente pudiendo ser por una obstrucción benigna o maligna.

• **Vena porta.** Secundarios a la infección de un órgano cuyo drenaje venoso se realiza en el sistema portal, como puede ocurrir en el transcurso de una apendicitis o diverticulitis, denominándose comúnmente a esta entidad pileflebitis.

• **Arteria hepática.** Debido a septicemia, aunque este hecho es poco habitual, dado que sólo 1% de los pacientes en estado séptico presentan esta complicación. Las causas más comunes son tromboflebitis periféricas supuradas, sobre todo en toxicómanos, endocarditis, infecciones pulmonares, urinarias, osteoarticulares.

• **Extensión directa.** Los abscesos por extensión directa se producen como consecuencia de una infección vecina que, por contigüidad, afecta al parénquima hepático. Las enfermedades más habituales asociadas a este tipo de abscesos suelen ser la colecistitis aguda, empiema vesicular, abscesos subfrénicos u otros abscesos abdominales contiguos o úlceras perforadas. (GARCIA, 2011)

• **Traumática.** Por lesiones abiertas o cerradas del abdomen, en especial las que afectan directamente al hígado. En el tejido hepático contusionado suele haber hemorragia y extravasación de bilis, o desvitalización tisular. Esta zona puede llegar a infectarse y posteriormente da como resultado la formación de un absceso que en general es solitario y bien definido.

• **Criptogena.** Cuando no se encuentra un foco primario de la infección, incluso después de la exploración abdominal realizada en la autopsia. Debido a la introducción de los antibióticos el origen de los abscesos por pileflebitis ha disminuido ocupando del 0-2%. En estudios recientes Branum y cols. reportaron 42% de una neoplasia maligna asociada con los AHP (GARCIA, 2011)

Bacteriología

Hasta hace algunos años la E. coli había permanecido como el principal agente causal de los AHP, y ahora en estudios recientes se ha demostrado que el agente que con mayor frecuencia se ha aislado es la Klebsiella. Aun cuando la etiopatogenia ha sido ampliamente estudiada, la patogénesis y fisiopatología de los AHP causados por la Klebsiella no se ha logrado definir completamente. Sin embargo, se encontró que la proteína de membrana MagA que contribuye a la formación capsular de polisacáridos y que coexiste con el serotipo K1 han sido identificados como los factores de mayor virulencia de la Klebsiella. (GARCIA, 2011)

Presentación Clínica

La sintomatología es muy diversa en los grupos estudiados, siendo esto determinado principalmente por la patología subyacente que lo origina. La mayoría de los pacientes con abscesos hepáticos piógenos se presentan con síntomas que varían de días a dos o tres semanas y generalmente se presentan con ataque al estado general, pérdida de peso, fiebre, anorexia y vómito. El signo clínico inicial más frecuente es la fiebre que se ha documentado hasta en 90% de los casos, seguido de la hepatomegalia y finalmente la hepatodinia que varía de 38 a 60% de los pacientes. La ictericia cuya frecuencia de aparición es de 30 a 50%, es más común en pacientes gravemente enfermos, sin ser ésta un factor pronóstico independiente. Otros datos encontrados con menor frecuencia, pero que tienen gran importancia clínica son la pérdida de peso que se presentan de 31 a 51%, síntomas torácicos como derrame pleural, consolidación y frote pleural en 25%, ascitis en 25%, esplenomegalia en 10%

diarrea en menos de 10% y alteraciones del estado mental en 6%. Dentro de la sintomatología sin duda los datos más comunes son el dolor con 55%, anorexia con 50%, y náusea y vómito con 8-27%. Debido a lo inespecífico de la presentación clínica es difícil, primero, establecer un diagnóstico de certeza y, segundo, hacer el diagnóstico diferencial con el absceso hepático amebiano. (GARCIA, 2011)

Hallazgos Bioquímicos y Estudios de Gabinete

Las pruebas de funcionamiento hepático se alteran en diversas magnitudes en la mayoría de los pacientes se evidencia elevación de bilirrubinas en 50% de los casos, incremento en la fosfatasa alcalina entre 70 y 90% y alteración de las transaminasas en la misma proporción de pacientes. Cerca de 75% de los pacientes presentan leucocitosis, la cual es variable desde cifras discretas apenas superiores a 10,000/microLt hasta 80,000/microLt, con bandemia en 40% de los pacientes. La anemia (70%), hipoalbuminemia (62%), elevación de vitamina B12 y alargamiento de los tiempos de coagulación (50%) son alteraciones comúnmente encontradas en los AHP. Dichos cambios se relacionan con la evolución del padecimiento. La elevación del nitrógeno ureico en sangre y la prolongación del tiempo de protrombina son reconocidos como factores de riesgo independientes para curso grave de la enfermedad que incluso requerirá manejo en una unidad de cuidados intensivos. (GARCIA, 2011)

No es posible llegar al diagnóstico de absceso piógeno, sólo con los datos clínicos y bioquímicos, por lo cual es necesario apoyarse en los estudios de imagen para reforzar la sospecha clínica dentro de los cuales se incluyen: la radiografía de tórax, la ultrasonografía, la tomografía computarizada y la resonancia magnética. Algunas técnicas de imagen de interés histórico, utilizadas en la época previa a la ultrasonografía y la tomografía fueron la colangiografía, la cual permitía identificar la anatomía de la vía biliar, así como la delimitación de los abscesos en 33% de los casos. La radiografía de tórax se incluye en la valoración inicial de un paciente con sospecha de AHP, la cual presenta anormalidades en 25 a 60% de los pacientes con AHP, siendo los hallazgos más comunes la elevación del hemidiafragma derecho, atelectasias ipsilaterales y el derrame pleural. (GARCIA, 2011)

El ultrasonido es una de las técnicas más convenientes, pues es accesible, económico e inocua, además de tener una sensibilidad diagnóstica elevada que va desde 80% hasta 96%. Sin embargo, tiene dificultad para valorar los segmentos hepáticos posteriores y la identificación de múltiples abscesos de pequeña dimensión, vale recalcar que continúa siendo el método diagnóstico inicial. Desde los años setenta la tomografía axial computarizada (TAC) ha modificado el estudio de diversas patologías, en el caso de los AHP ofrece una sensibilidad diagnóstica entre 90 y 100%, superando las limitaciones antes mencionadas de la ultrasonografía, ya que es posible evaluar y localizar con mayor precisión lesiones pequeñas hasta de 0.5 cm de diámetro. Durante el mismo estudio se identifican las patologías intraabdominales asociadas con el AHP. Actualmente se considera el estudio de elección para el absceso hepático. La imagen por resonancia magnética (RM) es otra excelente opción para valorar los AHP, dando mayor información sobre la relación de los abscesos con las venas hepáticas que tienen mayor sensibilidad y especificidad que con la TAC. La IRM tiene el inconveniente de su alto costo, poca accesibilidad y poca factibilidad para punciones guiadas, las cuales son el estándar de oro para la identificación del agente etiológico. (GARCIA, 2011)

Tratamiento

El tratamiento de los AHP ha variado a lo largo del tiempo. Actualmente contamos con diversas modalidades terapéuticas que van desde el uso de antibióticos, el drenaje percutáneo con aspiración cerrada, drenaje percutáneo con colocación de catéter, así como el drenaje quirúrgico tanto laparoscópico como abierto. La utilización de antibióticos de forma aislada puede llegar a tener buenos resultados en pacientes seleccionados, como son los jóvenes previamente sanos en quienes se encuentran abscesos únicos o múltiples de pequeñas dimensiones y sin patología intraabdominal subyacente. Para la selección del antibiótico deben considerarse los agentes etiológicos comúnmente identificados, es decir, aerobios grampositivos, estreptococos y anaerobios. Deben utilizarse combinaciones de amplio espectro como lo son cefalosporinas de segunda o tercera generación asociadas a fármacos anaerobicidas (metronidazol o clindamicina) o aminoglucósidos con anaerobicidas. Recientemente se ha utilizado la monoterapia con imipenem, piperaciclina-tazobactam, ticarcilina-clavulanato o ampicilina sulbactam. La duración del tratamiento es individualizada a cada paciente, dependiendo principalmente del número de abscesos, de la respuesta clínica y de la toxicidad de los fármacos empleados. En general, en abscesos múltiples, se emplea la antibioticoterapia por cuatro a seis semanas, iniciando con dos a cuatro semanas vía parenteral hasta la remisión del cuadro clínico (afebril, sin leucocitosis), continuando con antibióticos de amplio espectro vía oral, ciprofloxacino. Aun cuando las técnicas de drenaje percutáneo con colocación de drenaje o con aspiración cerrada han presentado mucho auge en las últimas dos décadas, informando tasas de éxito de 70 a 90%, éstos no deben considerarse técnicas excluyentes sino más bien complementarias. El tratamiento quirúrgico brinda múltiples ventajas en relación con drenaje percutáneo, entre las más relevantes se encuentran: Posibilidad de explorar toda la glándula hepática, identifica el mejor sitio de drenaje, localizar múltiples abscesos con técnicas ecográficas intraoperatorias, explorar la cavidad abdominal en su totalidad, realizar colangiografía y exploración de vía biliar de ser necesaria. (GARCIA, 2011)

Durante el procedimiento quirúrgico abierto o laparoscópico debe identificarse y drenarse el absceso hepático, romper los septos en caso de existir, tomar biopsias del borde del absceso y sitios macroscópicamente anormales. En raras ocasiones es necesario realizar la resección hepática convencional para controlar los abscesos hepáticos múltiples. (GARCIA, 2011)

Otra técnica de abordaje para drenar y que está actualmente en desuso es el abordaje extraperitoneal, el cual incluía un abordaje subcostal para los abscesos anteriores, un abordaje posterior en la duodécima costilla para los abscesos localizados en la región posterior, así como uno traspleural para los localizados en la parte superior. (GARCIA, 2011)

Complicaciones
Las complicaciones que se presentan con los abscesos gigantes son principalmente a nivel abdominal y torácico. En el abdomen la ruptura hacia cavidad provoca un cuadro de abdomen agudo. La ruptura espontánea al tubo digestivo como se presenta en los abscesos amebianos aún no ha sido reportada en los AHP. En el tórax ocasiona derrame pleural y empiema en pleura, al involucrar el parénquima; consolidación, absceso pulmonar e

incluso una fístula hepatobronquial. Se pueden presentar también complicaciones vasculares como la trombosis de la vena porta, la oclusión de las venas hepáticas y la obstrucción de la vena cava inferior aun cuando estas complicaciones son raras y alcanzan sólo 3.7%. Otra complicación aún más rara es la ruptura a cavidad pericárdica, la cual alcanza una mortalidad de 60-90%. (GARCIA, 2011)

Absceso Amebiano
Introducción
La amebiasis intestinal tiene distribución mundial; el agente causal es la Entamoeba histolytica. Está presente en el 10% de la población general, de la cual 90% cursa asintomática. El absceso hepático amebiano (AHA) es la forma más común de amebiasis extraintestinal. Las zonas más endémicas son los países tropicales, subtropicales y en vías de desarrollo con sistemas sanitarios deficientes (RIVERA, 2017)

Definición
El absceso hepático amebiano es la afección del hígado por trofozoítos de Entamoeba histolytica que por su virulencia y acción enzimática produce citólisis y supuración, formando un absceso de contenido parecido a la pasta de anchoas por su color achocolatado (VALDEZ, 2000)

El trofozoito llega al hígado a través del sistema portal, provocando necrosis focal enzimática de los hepatocitos y múltiples micro abscesos que se unen para desarrollar una lesión única cuya cavidad central contiene un líquido espeso homogéneo, típicamente rojizo y de color amarillo (CORNEJO, 2018)

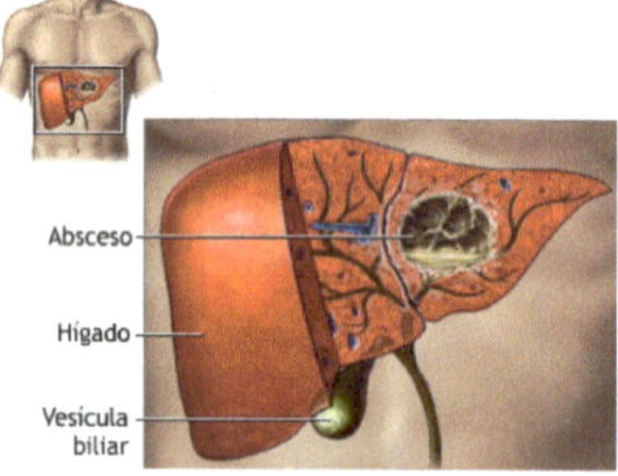

Figura Absceso hepático amebiano, A.D.A.M, Interactive Anatomy, 2017, ilustración

Factores de Riesgo
- Sexo masculino
- Tercera a quinta década de la vida
- Alcoholismo
- Padecimientos oncológicos
- Inmunosupresión
- Habitar o viajar a zonas endémicas
- Uso de corticosteroides

A diferencia de los pacientes con abscesos hepáticos piógenos, aquellos con abscesos amebianos tienen mayor probabilidad de ser menores de 50 años de edad y ser del sexo masculino. El AHA se puede sospechar en todos los grupos de edad, más frecuente entre los 20 y 40 años, en hombres y/o con ingesta de alcohol. (CENETEC, 2014)

Diagnóstico Clínico
El cuadro clínico es de presentación aguda, con una o dos semanas de fiebre (38.5 a 39. 5° C) y dolor en hipocondrio derecho. La participación de la cara diafragmática del hígado puede provocar dolor pleural del lado derecho o referido al hombro. El dolor abdominal constante en el cuadrante superior derecho o epigastrio se asocia más frecuentemente con el AHA en el lóbulo izquierdo. La diarrea, en forma concurrente, está presente en menos de un tercio de los pacientes. Algunos pacientes refieren haber tenido disentería en los meses anteriores. Para los viajeros que regresan de una zona endémica, la presentación por lo general ocurre dentro de 8 a 20 semanas (mediana de 12 semanas) y dentro de cinco meses de su regreso en el 95% de los pacientes. Ocasionalmente, los pacientes tienen una presentación más crónica con meses de fiebre, pérdida de peso y dolor abdominal. El examen físico, en aproximadamente 50% de los casos, revela hepatomegalia y sensibilidad en el área hepática. La ictericia clínica se produce en menos de 10% de los pacientes. En ocasiones, el absceso se rompe al peritoneo, causando peritonitis (2 a 7%). (CENETEC, 2014)

La trombosis de la vena hepática y de la vena cava inferior secundaria a la formación del absceso hepático también ha sido reportada. En todo paciente, con cuadro clínico de absceso hepático amebiano y hallazgo de masa ileocecal a la exploración física, se debe sospechar ameboma. (CENETEC, 2014)

Laboratorio y Gabinete

Los pacientes con absceso hepático amebiano generalmente tienen leucocitosis moderada en 90%, reacción leucemoide en 5%, anemia 30%. Las pruebas de función hepática revelan una fosfatasa alcalina elevada en 80% de los casos (la fosfatasa alcalina en fase aguda se encuentra en limites normales y en fase crónica se eleva) y las transaminasas hepáticas también pueden elevarse, en una tercera parte de los casos, elevación de las bilirrubinas en 10%. La microscopía fecal es positiva para amebas en 18% de los casos, el cultivo, aunque solo está disponible como una herramienta de investigación, es positivo en aproximadamente 75 % de los casos. (CENETEC, 2014)

Otros hallazgos inespecíficos comunes, incluyen una radiografía de tórax anormal con elevación del hemidiafragma y/o derrame pleural derecho, así como proteinuria. (CENETEC, 2014)

El ultrasonido es un estudio de bajo costo para detectar abscesos medianos o grandes, es útil para su punción guiada. La tomografía es útil para detectar abscesos pequeños. En pacientes con cuadro clínico sugestivo, los siguientes signos obtenidos por ultrasonido sugieren la necesidad de otros estudios por imagen: Lesión hepática focal discreta., enfermedad en espacio pleural o en el parénquima pulmonar, sombra en cuña con refracción, flujo venoso distorsionado o ausente. patrones anormales del doppler., trombosis venosa.

En la gammagrafía con galio los abscesos amebianos son "fríos ", con un borde brillante, mientras que los abscesos piógenos son "calientes ". Sin embargo, ninguna de estas pruebas puede diferenciar de manera definitiva entre un absceso piógeno, un absceso amebiano, o enfermedad maligna. (CENETEC, 2014)

Tratamiento

El fármaco más utilizado para tratar el absceso hepático amebiano es el metronidazol 500 a 750 mg por vía oral o intravenosa, tres veces al día durante 7 a 10 días (30 a 50 mg / Kg/ día vía oral; y de 7.5 mg /Kg/dosis vía endovenosa). La vía endovenosa no ofrece ninguna ventaja significativa, siempre y cuando el paciente pueda tomar medicamentos por vía oral y no tenga deficiencias en la absorción del intestino delgado. Las tasas de curación son 95% con desaparición de la fiebre, el dolor y la anorexia entre las 72 y 96 horas. Posterior al tratamiento con metronidazol debe administrarse un fármaco luminal para erradicar el estado de portador asintomático. En presencia de intolerancia a la ingesta de metronidazol, se deberá utilizar tinidazol u ornidazol a una dosis de 60 mg por kilo/ día, máximo 2 grs. por diez días; Se siguiere la ingesta de alimentos ricos en hierro en conjunto con el tratamiento con imidazoles. Se puede utilizar nitazoxanida cuando existe intolerancia a los imidazoles. (CENETEC, 2014)

La aspiración terapéutica además del metronidazol para acelerar la resolución clínica o radiológica de los abscesos hepáticos amebianos sin complicaciones no puede apoyarse o refutarse con las evidencias actuales. Los pacientes que no responden adecuadamente al metronidazol o tienen recaídas al tratamiento, deberán ser sometidos a punción percutánea e identificación de la ameba, si se confirma se deberá prolongar el tratamiento con metronidazol (CENETEC, 2014)

Se deberá iniciar tratamiento ante la sospecha de absceso hepático amebiano y se indicará punción percutánea si el paciente presenta: Persistencia de síntomas clínicos como dolor y fiebre, datos de ruptura inminente de absceso, absceso de lóbulo hepático izquierdo, mujeres embarazadas y contraindicación del uso del metronidazol, complicaciones pleuropulmonares, paciente sin mejoría después de 72 horas de haber iniciado el manejo. (CENETEC, 2014)

El drenaje laparoscópico combinado con antibioticoterapia es una alternativa quirúrgica en paciente seleccionado o posterior a fracaso de drenaje percutáneo. Dejando la laparotomía solo para casos en los que se sospeche ruptura del absceso a la cavidad peritoneal o no se cuente con los recursos para punción percutánea o cirugía laparoscópica. (CENETEC, 2014)

Pronóstico
El absceso hepático amebiano no complicado tiene una tasa de mortalidad

menor de 1% si se diagnostica y trata a tiempo. Para la enfermedad complicada, las tasas de mortalidad pueden ser tan altas como 20%. (CENETEC, 2014)

Los factores de mal pronóstico son:
• Abscesos múltiples.
• Volumen de la cavidad del absceso > 500 ml.
• Elevación del hemidiafragma derecho o derrame pleural en la radiografía de tórax.
• Encefalopatía.
• Bilirrubina > 3,5 mg/dl.
• Hemoglobina < 8 g/dl.
• Albúmina < 2 g/dl.
• Diabetes mellitus.

1.*Absceso hepático. G.RossiaE.LafontaB.et al, Volume 22, Issue 1, March 2018, Pages 1-10. (ROSSI, 2018) https://doi.org/10.1016/S1636-5410(17)87868-5 https://www.sciencedirect.com/science/article/pii/S1636541017878685*

2.*Absceso hepático. Rachel P. Simmons, MD, et al. BMJ Best Practice Mar 29, 2018 (SIMMONS, 2018). https://bestpractice.bmj.com/topics/es-es/640/pdf/640.pdf*

3.*Absceso Hepático. G.RossiaE.et, al. Volume 22, Issue 1, March 2018, Pages 1-10. Flujograma. Recuperado: https://www.sciencedirect.com/science/article/pii/S1636541017878685*

4.*Abscesos hepáticos piógenos Javier García Álvarez, et al. Rev Hosp Jua Mex 2011; 78(3): 156-163. (GARCIA, 2011) https://www.medigraphic.com/pdfs/juarez/ju-2011/ju113e.pdf*

5.*Diagnóstico y tratamiento del absceso hepático amebiano no complicado, actualización 2014, Avenida Paseo de La Reforma #450, piso 13. Colonia Juárez. Delegación Cuauhtémoc. C.P. 06600 México, D. F. (CENETEC, 2014) www.cenetec.salud.gob.mx. http://www.cenetec.salud.gob.mx/descargas/gpc/CatalogoMaestro/432_GPC__Absceso_hepatico/GRR_Absceso_hepxtico_amebiano.pdf*

6.*Absceso hepático polimicrobiano gigante. Rocío Iglesias, et al. Revista GEN, pág. 49-51. Fecha 28 de junio de 2018. (IGLESIAS, 2018)https://www.researchgate.net/profile/Diana_De_Oliveira_G/publication/327955151_Absceso_hepatico_polimicrobiano_gigante_Reporte_de_caso/links/5baf5610a6fdccd3cb7c10d3/Absceso-hepatico-polimicrobiano-gigante-Reporte-de-caso.pdf*

7.*Absceso hepático amebiano complicado abierto a la cavidad pleural. Jaime Alejandro Rivera Ramírez, et al. Revista Medigraphic. Fecha 24/03/2017. (RIVERA, 2017) https://www.medigraphic.com/pdfs/abc/bc-2017/bc174l.pdf*

8.*Absceso hepático amibiano. Myr. M.C. María Esthela Valadéz García, et al. Hospital Central Militar. Ciudad de México. Rev Sanid Milit Mex 2000; 3 May.-Jun: 145-147. (VALDEZ, 2000) https://www.medigraphic.com/pdfs/sanmil/sm-2000/sm003d.pdf*

9.*Diagnóstico diferencial de absceso hepático amebiano. Joselin Katherine Cornejo Viejó, et al. Revista Científica de Investigación actualización del mundo de las Ciencias. Vol. 3núm., 3, julio, ISSN: 2588-0748, 2018, pp. 893-916 DOI: 10.26820/reciamuc/3.(3).julio.2019.893-916 (CORNEJO, 2018) URL:http://reciamuc.com/index.php/RECIAMUC/article/view/311*

10.*Absceso hepático amebiano, Versión en inglés revisada por: Jatin M. Vyas, MD, PhD, 2019, ilustración, recuperado: http://eclinicalworks.adam.com/content.aspx?productId=39&pid=5&gid=000211&print=1*

11.*Absceso hepatico piogeno, Pablo Demelo Rodríguez (1), Jorge del Toro Cervera (2), ilustración, recuperado: https://www.revista-portalesmedicos.com/revista-medica/absceso-hepatico-piogeno-multiloculado/*

12.*Absceso hepático amebiano, Versión en inglés revisada por: Jatin M. Vyas, MD, PhD, 2019, ilustración, recuperado: http://eclinicalworks.adam.com/content.aspx?productId=39&pid=5&gid=000211&print=1*

CAPÍTULO 1 (c.)

Angélica Yessenia Hidalgo Mafla
Quiste Hepático

Introducción

Los quistes hepáticos son un grupo heterogéneo de enfermedades con distinta etiología e incidencia, con manifestaciones clínicas similares. Se clasifican en quistes congénitos, traumáticos, parasitarios o neoplásicos. Los tumores quísticos congénitos son los más prevalentes e incluyen al quiste simple y a la enfermedad poliquística hepática (definida por la presencia de cuatro o más quistes). Los quistes hepáticos se diagnostican de forma incidental, ya que suelen ser asintomáticos, benignos y más frecuentes en mujeres. Su incidencia es desconocida, pero se ha estimado que un 5% de la población presenta un quiste hepático no parasitarios.

Por tener mayor relevancia clínica y epidemiológica nos centraremos en describir el diagnóstico y tratamiento del quiste hidatídico.

Quiste Hidatídico

La hidatidosis es una zoonosis parasitaria de alta endemicidad en algunos países de América del Sur, sobre todo en la Argentina, Chile, Uruguay y Brasil. Producida por la forma larval de Echinococcus granulosus.

El cestodo Echinococcus granulosus en su forma adulta vive en el intestino del perro y otros cánidos y elimina huevos periódicamente con la materia fecal. Estos huevos pueden ser ingeridos accidentalmente por los huéspedes intermediarios, entre ellos el hombre. Los huevos eclosionan, liberando el embrión hexacanto en el intestino delgado. Este pasa a través de las vellosidades intestinales a la circulación venosa hasta alojarse en el tejido hepático donde forma una hidátide. A las 72 horas después de haberse ingerido el huevo, la larva alcanza un tamaño de 20 micrones, mientras que a los 7 días puede identificarse una formación esférica y claramente hidatídica.

Es la localización más frecuente de la larva de Echinococcus (50-60% hepático, 20-30% pulmonar). El 80 % se presenta en forma única. Predomina su ubicación en los segmentos VII y VIII. Anatomía patológica

Inicialmente afectan el parénquima alejado de la superficie. Con el crecimiento llegan hasta la cápsula hepática pudiendo sobrepasarla. El 20 % se comunican con la vía biliar. En el 15 % se produce infección sobreagregada. Se calcula que un 2,5 % produce complicaciones torácicas.

Clínica
• Cursa asintomático durante muchos años.

• Puede generar, ocasionalmente, dolor en hipocondrio y flanco derecho o referido al hombro y, en general, es de caracter leve.

• Los cuadros más completos se relacionan con complicaciones del quiste (infección, ruptura, anafilaxis, tránsito al tórax con pleuritis y/o vómica hidatídica).

• Puede manifestarse ictericia en los casos de obstrucción biliar intra o extraductal.

Diagnóstico
• La determinación por doble difusión de Ac específicos (DD5) para hidatidosis es positiva en un 50 %. Otros: HAI (hemaglutinación indirecta), ELISA inmunoadsorción enzimática.

• En los análisis de laboratorio puede encontrarse: eosinofilia, FAL elevada y aumento de bilirrubina (en caso de generar obstrucción biliar).

Ecografia: la sensibilidad es del 100% y especificidad 96%, desde el punto de vista de las imágenes ecográficas del quiste hidatídico, se consideran patognomónicas las siguientes características: a) vesículas aisladas; b) vesículas hijas múltiples; c) observación del "nevado" de la arenilla hidatídica al mover bruscamente al paciente 180 grados; d) aparición de membranas desprendidas, y e) pared del quiste hidatídico de mayor espesor que en los quistes serosos simples o en la enfermedad poliquística.

La clasificación de Gharbi se basa en cinco tipos principales de imágenes ecográficas de quistes hidatídicos.

Tipo I (hialino): Se evidencia perfectamente la membrana germinativa (diagnóstico diferencial con quiste seroso simple)

Tipo II (membrana desprendida): Se observa sin dudas y es patognómonico de los quistes hidatídicos hepáticos. La vemos con mayor frecuencia en el seguimiento de los pacientes tratados con albendazol como único tratamiento, raramente en su evolución natural.

Tipo III (multivesicular): imagen en rueda de carro o panal de abejas. También patognomónico, el diagnóstico diferencial debe hacerse con el cistoadenoma hepático (tiene tabiques y a veces papilas, y las imágenes son pseudovesículas y no tan redondeadas)

Tipo IV (heterogéneo, predominantemente sólido): es el más difícil de diferenciar en la ecografía (a veces son isoecogénicos: ecogenicidad similar al hígado). El contenido está dado por detritus, restos de membranas, siendo en definitva como un puré de arvejas). El diagnóstico diferencial se debe realizar con otras lesiones primarias o secundarias del hígado. El refuerzo posterior en la ecografía por su composición en parte líquida nos orienta a favor de un quiste hidatídico (por supuesto sumado a los datos epidemiológicos).

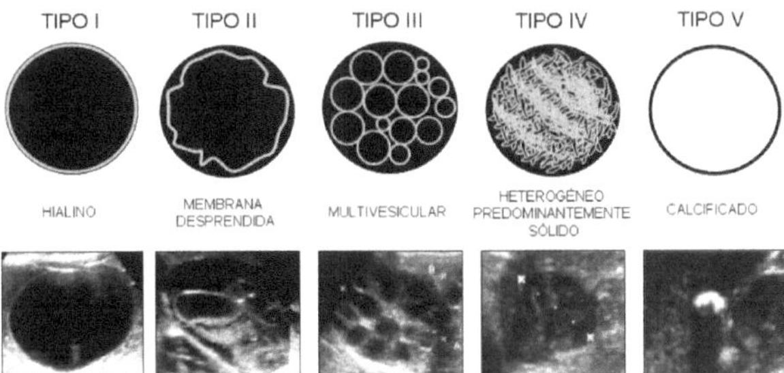

Tratamiento
Esencialmente quirúrgico (técnicas)

PAIR: punción aspiración instilación y recolección. Indicado en quistes de más de 18 años (sin comorbilidades), quistes tipo 1 a 4 sin comunicación de via biliar, tórax o peritoneo. Albendazol pre y post punción.

PEVAC: evacuación percutánea del contenido quístico simil PAIR con colocación de drenaje posterior a la inyección del parasiticida.

Periquistectomía parcial: remanente de adventicia < al 20% adherida a grandes vasos y confluencia biliar (adventicia peligrosa de perdomo).
Resección hepática reglada.

Estas se pueden realizar por vía laparoscópica o por laparotomía.
El albendazol es el antiparasitario de elección. Se encuentra indicado en situaciones como:
- Imposibilidad de realizar cirugía.
- Terapia adyuvante a la cirugía.
- Rotura del quiste con derramamiento del contenido.
- Enfermedad residual irresecable.

La terapia preoperatoria y extendida hasta un mes después de la cirugía logra una taza de esterilización de hasta el 90% en los quistes hidatídicos.

Con hidatidosis pulmonar asociada, primero, es necesario realizar tratamiento pulmonar.

Complicaciones del quiste hidatídico
- Migración torácica, apertura a vía biliar.
- Peritonitis hidatídica por ruptura.

Tratamiento de las complicaciones
- Colestasis por comunicación con vía biliar:
- Con diagnóstico preoperatorio: CPRE y papilotomía endoscópica con extracción de membranas más tratamiento antibiótico y antiparasitario.
- Con diagnóstico intraoperatorio: exploración de vía biliar mediante coledocotomía + colocación de kher.

Migración al tórax:
- Tratamiento vía abdominal combinando el acceso al tórax o por toracotomía baja con ampliación al abdomen vía transdiafragmática.
- En caso de empiema: primero, tratamiento del mismo hasta recuperar estado general y, luego, tratamiento del quiste.

Shock séptico por rotura en abdomen:
Es una urgencia quirúrgica. Lavado peritoneal y marsupialización indirecta.

1.*U.G. Rossia,, G. Rubis Passonib , M. Cariati (2016), Quiste Hidatidico Hepático, Revista De*

2.*Gastroenterologia De Mexico, VOL 81(2):PP 105---106.*

3.*Sergio Pacheco, José Galindo, Jean Phillipe Bächler (2017), Resultados Del Tratamiento Laparoscópico De Los Quistes Hidatídicos Hepáticos No Complicados, Revista Chilena De Cirugia, Vol 69(4):Pp 283---288.*

4.*Werner Apt,Carlos Pérez, Ercira Galdamez,(2000) , Equinococosis/Hidatidosis En La VII Región De Chile: Diagnóstico E Intervención Educativa, Rev Panam Salud Publica/Pan Am J Public Health 7(1), Pp 8 - 15..*

5.*Edmundo Larrieu,, Bernardo Frider, Mario del Carpio, (2000), Portadores asintomáticos de hidatidosis:*

6.*epidemiología, diagnóstico y tratamiento , Rev Panam Salud Publica/Pan Am J Public Health 8(4), Pp 250 – 256.*

7.*Germán Gómez, Ernesto Córdoba, Adriana Córdoba, Quiste hidatídico hepático, Revista Colombiana de Gastroenterologia, Vol 18:pp183-186.*

CAPÍTULO 1 (d.)

Kevin Andrés Arroyo Maldonado

Hipertensión Portal

Hipertension Portal

Introducción

La hipertension portal se define por un aumento patológico en la presión del sistema venoso portal.La cirrosis es la causa mas común de hipertension portal, aunque también puede presentarse en ausencia de la misma a la que se denomina hipertension portal no cirrotica. Sus consecuencias (hemorragia por rotura de varices esofagicas o gástricas, ascitis, síndrome hepatorrenal , peritonitis bacteriana espontánea, encefalopatía hepática y síndrome hepatopulmonar, entre otras) representan la principal causa de muerte y de trasplante hepático en los pacientes cirróticos. La presion portal normal es de 5 a 10 mmHg, medida tanto en la misma vena porta como en sus colaterales. Una elevación encima de los 10 mmHg ya es considerada como hipertension portal y se expresa clínicamente desde los 12 mmHg.En otras definiciones es el gradiente de presion mas de 6 mmHg entre la vena porta y la vena cava inferior, o una presion venosa esplénica mayor a 15 mmHg. (Ibarrola-calleja, 2011)

Etiologia

Las causas de la hipertension portal suelen subclasificarse como: prehepaticas, intrahepaticas y posthepaticas.

1.-Causas Prehepaticas: Son las que afectan al sistema venoso portal antes de que entre en el hígado: Incluyen trombosis de la vena porta y trombosis de la vena esplénica.

2.-Causas Posthepaticas: Comprenden las que afectan las venas hepaticas y el drenaje venoso del corazón, incluye el síndrome de Budd-Chiari, flebopatía obstructiva y congestion cardiaca crónica del lado derecho.

3.-Causas intrahepaticas: Las causas intrahepaticas contribuyen a mas del 95% de los casos de hipertension portal y están representadas por las principales formas de cirrosis. Estas a su vez se subdividen en tres: presinusoidales, sinusoidales y postsinusoidales, estas ultimas comprenden la enfermedad venooclusiva, en tanto que las presinusoidales comprenden la fibrosis hepatica congénita y esquistosomosis. Las causas sinusoidales están mas relacionadas con la principal causa de hipertension portal la cirrosis. La obstrucción de la vena porta puede ser idiopática o presentarse junto con cirrosis, pancreatitis o traumatismo abdominal.Los trastornos de la coagulación que pueden originar trombosis de la vena porta son policitemia verdadera:trombocitosis idiopatica, deficiencias en proteina C,proteina S, antitrombina 3 y factor V de Leiden. (Tabla 1)(Longo, 2015)

Tabla 1 Clasificación de la Hipertension Portal

Prehepática
Trombosis de la vena porta
Trombosis de la vena esplénica Esplenomegalia masiva (síndrome de Banti)
Hepática
Presinusoidal
Esquistosomosis
Fibrosis hepática congénita
Sinusoidal
Cirrosis: muchas causas
Hepatitis alcohólica
Postsinusoidal
Obstrucción sinusoidal hepática (síndrome venooclusivo)
Poshepática
Síndrome de Budd-Chiari Membranas en la vena cava inferior
Causas cardiacas
Miocardiopatia restrictiva
Pericarditis constrictiva
Insuficiencia cardiaca congestiva grave

Fuente:(Longo, 2015)

Fisiopatologia

La Hipertensión portal en la cirrosis es la consecuencia de dos factores fundamentalmente , el primero debido al aumento del flujo sanguíneo portal y el incremento de la resistencia vascular intrahepático (RVIH). El incremento de la RVIH es el mecanismo patogénico inicial de la hipertensión portal que se mantiene y agrava por el aumento del flujo sanguíneo esplácnico, secundario a vasodilatación arteriolar. Inicialmente se consideró que el incremento de la RVIH era irreversible, ocasionado por cambios estructurales en la arquitectura hepática secundarios a la fibrosis y a los nódulos de regeneración. Pero además de este mecanismo estructural interviene otro mecanismo dinámico y reversible, responsable del 20-30% del incremento de la RVIH, y que es el resultado del aumento del tono sinusoidal al contraerse los miofibroblastos portales y septales, las células estrelladas y las vénulas portales y que es consecuencia del desequilibrio entre los estímulos vasodilatadores y los vasoconstrictores. Estudios recientes han demostrado que existe un déficit en la producción de óxido nítrico (ON) en el hígado cirrótico y este parece ser el principal factor responsable del desarrollo de Hipertensión portal en la cirrosis. Otras sustancias vasoactivas que parecen influir en el tono vascular intrahepático y que contribuyen al aumento de la presión portal son vasoconstrictores como endotelina-1, noradrenalina, angiotensina II, leucotrienos y tromboxano A2 y vasodilatadores como el monóxido de carbono y la prostaciclina. El segundo factor que contribuye a aumentar la presión portal en la cirrosis es el incremento del flujo venoso portal, el cual es secundario a la vasodilatación arteriolar esplácnica, y es característico de los estadios más avanzados de la cirrosis.

Este hiperaflujo es consecuencia del incremento en la concentración de vasodilatadores circulantes, de la excesiva producción local de vasodilatadores endoteliales y de una respuesta vascular deprimida a los vasoconstrictores endógenos. Entre los vasodilatadores de origen endotelial, el más estudiado ha sido el Oxido nítrico, del cual hay una sobreproducción en las vasculaturas esplácnica y sistémica. En las etapas iniciales de la cirrosis, las resistencias vasculares periféricas en otros territorios (riñón, cerebro, músculo y piel) son normales, pero con la progresión de la enfermedad se observa una vasodilatación arterial periférica que produce una disminución del volumen arterial efectivo. De forma compensadora, se desencadenaría un aumento de actividad de los mecanismos presores centrales: sistema renina-angiotensina-aldosterona, sistema nervioso simpático y sistema arginina-vasopresina que agrava el componente dinámico de la hipertension portal. (Bañares, 2016)(Julio D, Carbonetti, & Piñero, 2017)

Cuadro Clínico

La hipertensión portal a menudo es asintomática hasta que se desarrollan complicaciones. Las manifestaciones clínicas de la hipertensión portal incluyen esplenomegalia, vasos colaterales de la pared abdominal y trombocitopenia. Muchas de las otras manifestaciones clínicas observadas en pacientes con hipertensión portal están relacionadas con la causa subyacente de la hipertensión portal (Angioma de araña y ginecomastia en un paciente con cirrosis) o las complicaciones de la hipertensión portal. (Ibarrola-calleja, 2011)

Las manifestaciones clínicas asociadas con estas complicaciones incluyen:

- **Hemorragia varicosa:** A nivel abdomino-pélvico existen cuatro grupos venosos mayores: esófago-gástricos, hemorroidales, del ligamento redondo a la vena umbilical y del espacio retroperitoneal, los cuales normalmente tienen flujo escaso, pero ante la presencia de un cuadro de hipertensión portal conforman importantes vías de escape del Sistema porta a la circulación sistémica, produciendo la característica circulación colateral abdominal. Estas derivaciones espontáneas porto-sistémicas pueden dar paso en sentido hepatofugal a más del 50% del flujo portal, sin embargo, casi siempre la hipertensión persiste. En la formación de la circulación colateral más allá de los factores mecánicos, son necesarios los factores humorales (óxido nítrico).La presencia de varices esofágicas y Hemorragia digestiva alta se debe a que a pesar de presentar circulación colateral y abundantes conexiones vasculares, colaterales y anastomosis espontáneas, este drenaje de escape no es suficiente para la cantidad de flujo que contiene el sistema porta, además estos vasos neoformados son muchas veces tortuosos y sensibles a formar trombos, razones por las que la presión continúa elevada tanto en el sistema porta como en los vasos esófago-gástricos, con mayor tendencia al sangrado.

  Cualquier factor que aumente la presión intravenosa portal así como la deglución, digestión de alimentos, el pujo (Válsala) o que eleve la presión intraabdominal (ejercicio, esfuerzo físico, deterioro de la enfermedad hepática, ingestión de etanol), tienden a incrementar el riesgo de Hemorragia digestiva alta. La presencia de várices duodenales y rectales, no es infrecuente. Las várices alojadas exclusivamente a nivel gástrico se clasifican en: várices gastroesofágicas (tipo I en el fundus y tipo II en otro sitio del estómago) y várices gástricas aisladas (peor pronóstico). Los pacientes con hemorragia varicosa suelen presentar hematemesis y / o melena. Si el sangrado es severo, puede haber signos de inestabilidad hemodinámica.

- **Gastropatía hipertensiva portal:** La gastropatía hipertensiva portal (gastropatía congestiva), aunque extremadamente común en pacientes con hipertensión portal, es una causa poco frecuente de hemorragia significativa en estos pacientes. Cuando la gastropatía hipertensiva portal es la única causa de sangrado, hay exudación difusa de la mucosa sin otras lesiones como varices, para explicar el sangrado gastrointestinal y la anemia. La mucosa es friable, y presumiblemente se produce sangrado cuando los vasos ectásicos se rompen. La gravedad de la gastropatía está relacionada con el nivel de presión portal, el nivel de resistencia vascular hepática y el grado de reducción del flujo sanguíneo hepático.

- **Ascitis:** La ascitis es la acumulación de líquido dentro de la cavidad peritoneal. A medida que la enfermedad progresa y la presión portal aumenta, se hace más intensa la vasodilatación arterial esplácnica, siendo los mecanismos de compensación insuficientes para mantener la presión dentro de parámetros normales, estimulándose así barorreceptores que activan el sistema nervioso simpático, renina-angiotensina y la hormona antidiurética, incrementando la presión arterial, pero a su vez reteniendo sodio y agua, que tienden a acumularse en el peritoneo produciendo ascitis. Los pacientes con ascitis generalmente informan una distensión abdominal progresiva que puede ser indolora o asociada con molestias abdominales. Los pacientes también pueden quejarse de aumento de peso, dificultad para respirar, saciedad temprana y disnea como resultado de la acumulación de líquido y el aumento de la presión abdominal. Los hallazgos del examen físico incluyen distensión abdominal, opacidad a la percusión y onda ascítica.

- **Peritonitis bacteriana espontánea:** Las manifestaciones clínicas de la peritonitis bacteriana espontánea incluyen fiebre, dolor abdominal, sensibilidad abdominal, estado mental alterado y daño renal agudo. Algunos pacientes son asintomáticos y presentan solo anormalidades leves de laboratorio. El nuevo inicio de la insuficiencia renal debería impulsar una investigación de peritonitis bacteriana espontánea.

- **Síndrome hepatorrenal (SHR):** El síndrome hepatorrenal se refiere al desarrollo de insuficiencia renal en el contexto de la cirrosis. La vasodilatación arterial en la circulación esplácnica, que se desencadena por la hipertensión portal, parece desempeñar un papel central en los cambios hemodinámicos y la disminución de la función renal en el síndrome hepatorrenal. El síndrome hepatorrenal se caracteriza por un sedimento urinario generalmente benigno, una tasa muy baja de excreción de sodio y un aumento progresivo de la concentración plasmática de creatinina. Por el mismo motivo estos pacientes presentan isquemia en otros territorios (cerebro, músculo y piel) y como respuesta a esta vasoconstricción, el riñón sintetiza sustancias vasodilatadoras (prostaglandinas y óxido nítrico) con el objetivo de mantener su perfusión. Existen dos tipos, el SHR tipo 1 caracterizado por un rápido y progresivo daño, comúnmente producido por una peritonitis bacteriana espontánea, ocurre en un 25% de estos pacientes con una mortalidad casi del 100% hasta las diez semanas posteriores al establecimiento del fallo renal; y el SHR tipo 2 con una moderada reducción del índice de filtrado glomerular y se da en pacientes con función hepática relativamente preservada, con relativa resistencia a diuréticos y con una media de supervivencia de 3 a 6 meses.

- **Hidrotórax Hepático:** El hidrotórax hepático se define como la presencia de un derrame pleural en un paciente con cirrosis y sin evidencia de enfermedad cardiopulmonar subyacente. Es el resultado del movimiento del líquido ascítico hacia el espacio pleural a través de defectos en el diafragma y generalmente es del lado derecho. La presión intratorácica negativa generada durante la inspiración favorece el paso del líquido desde el espacio peritoneal al pleural. Por lo tanto, muchos pacientes tienen ascitis leve o nula clínicamente detectable. Los pacientes generalmente presentan dificultad para respirar, tos, hipoxemia o molestias en el pecho.

- **Síndrome hepatopulmonar:** El síndrome hepatopulmonar se define por la presencia de enfermedad hepática, un mayor gradiente alveolar-arterial al respirar aire ambiente y evidencia de anomalías vasculares intrapulmonares. Las características clínicas del síndrome hepatopulmonar son las consecuencias de la disfunción hepática y pulmonar. Más del 80 por ciento de los pacientes presentan síntomas de enfermedad hepática; el resto experimenta disnea como síntoma inicial. La hipoxia es un hallazgo común.

- **Hipertensión portopulmonar:** Como su nombre lo indica, la hipertensión pulmonar asociada a la hipertensión portal (hipertensión portopulmonar) se refiere a la presencia de hipertensión pulmonar en pacientes con hipertensión portal. Los pacientes con hipertensión portopulmonar pueden presentar fatiga, disnea, edema periférico, dolor torácico o síncope.

- **Cardiomiopatía cirrótica:** La cardiomiopatía cirrótica se define por disfunción cardíaca crónica en el contexto de la cirrosis. Se caracteriza por una disminución de la capacidad de respuesta contráctil al estrés o una relajación diastólica alterada con anormalidades electrofisiológicas. Se cree que está relacionado con la hipertensión portal y la cirrosis.

- **Colangiopatía portal:** La colangiopatía portal (también conocida como biliopatía portal) es común en pacientes con trombosis venosa portal crónica y se debe a la compresión de los conductos biliares grandes por las colaterales venosas que se forman en pacientes con trombosis venosa portal crónica. La colangiopatía portal se asocia con obstrucción biliar y puede provocar colangitis ascendente recurrente e ictericia.

- **Encefalopatía hepática:** La encefalopatía hepática se define como un síndrome neuropsiquiátrico potencialmente reversible donde la alteración del estado mental es consecuencia de la derivación portosistémica asociada a hipertension portal. Un 28% de los pacientes con cirrosis hepatica desarrollan encefalopatía hepática a los 5 años. El amonio, producto del metabolismo de las proteínas, depurado primariamente por la síntesis de urea en el hígado, es considerado un osmolito, que se elimina a través de la formación de glutamina, favorecido por la enzima glutamil sintetasa, en caso de no metabolizarse por esta vía, se eleva tanto el amonio como la glutamina en el astrocito produciendo edema, aumentando la presión intracraneana y por último enclavamiento de la amígdala cerebelosa y del tallo cerebralOtros factores implicados son algunos oligoelementos (zinc, manganeso), aminoácidos aromáticos y de cadena ramificada, mercaptanos, GABA, benzodiacepinas endógenos, neurotransmisores falsos y alteraciones de ligandinas. (Ibarrola-calleja, 2011) ((Wissam Bleibel, 2019)

Tabla 2 Resumen de complicaciones de la hipertensión portal

Hemorragia varicosa
Gastropatía hipertensiva
Ascitis
Peritonitis bacteriana espontánea.
Síndrome hepatorrenal
Hidrotórax hepático
Síndrome hepatopulmonar
Hipertensión portopulmonar
Miocardiopatía cirrótica
Colangiopatía portal
Encefalopatía Hepática

Diagnostico

Para realizar el diagnostico de Hipertensión portal, el mejor método es la angiografía, aunque esta sea muy invasiva, define características anatómicas de dirección y flujo, tanto del sistema portal como la de las colaterales. Por medio de ésta también se puede obtener la presión de las venas suprahepáticas permitiendo el calculo del gradiente de presión portal. La panangiografía hepática consiste en una angiografía hepática, portografía indirecta y venografía de suprahepáticas. La medición de la presión portal es el método más fidedigno para el diagnostico de la hipertensión portal, siendo la única referencia estandarizada, se puede realizar a través de cateterismo percutáneo de la vena porta, tanto por punción transhepática portal o transhepática por vía yugular. El cateterismo de las venas suprahepáticas permite la medición de la presión suprahepática libre (PSL) y la enclavada (PSE), la PSE nos da la presión sinusoidal. La presión portal indirecta puede conocerse a través de la instalación de un catéter provisto de un balón en las venas suprahepáticas, restándole la presión hepática libre (vena cava inferior), de esta diferencia se obtiene el gradiente de presión portal, ya que la punción esplénica ya no se utiliza.

Otros métodos diagnósticos:

- **Elastografia transitoria o de transición (FibroScan):** Es otro método diagnostico, pero no invasivo y aun en estudio, presentó buena correlación con la medición del gradiente de presión portal y se puede asociar a marcadores serológicos.

- **Angiorresonancia:** Nos permite estudiar la anatomía del sistema porta, pero no sus flujos ni presiones (hemodinamia) de forma adecuada, con mejoría de la visualización de la anatomía vascular tras la inyección de CO_2 en la vena suprahepática.

- **Endoscopia digestiva alta:** Es un estudio importante para la evaluación de los pacientes con hipertensión portal, se evalúan tres aspectos, las várices esofágicas, las várices gástricas y datos de otros tipos de hepatopatía. gastropatía congestiva o hipertensiva, así como la identificación y a veces tratamiento de la hemorragia digestiva alta. Por lo tanto, este estudio aún continúa siendo de gran importancia y está recomendado en asociación con la profilaxis primaria en pacientes con alto riesgo de sangrado.

- **Ultrasonido Abdominal y Ultrasonido de tipo Doppler:** Nos pueden orientar hacia la presencia de cirrosis hepática, además definen la presencia o ausencia de ascitis (mayor a 100 mL de líquido intraperitoneal) y evalúan en parte el diámetro, flujo y dirección del sistema portal y sus colaterales.

En todo paciente portador de enfermedad hepática se debe realizar una evaluación con la clasificación Child Pugh (cuadro 1), además de la clasificación de MELD score, (Model for End Stage Liver Disease), para la sobrevida de pacientes hepatopatas, con tres parámetros: creatinina plasmática, bilirrubinemia e INR, usados para priorizar pacientes que se encuentran en lista de espera de trasplantes hepáticos.(Ibarrola-calleja, 2011) (Pagán, 2007)

Cuadro 1 Escala de Child Pugh (Modificada)

Puntaje	1	2	3
Ascitis	Ausente	Leve	Moderada
Encefalopatía	No	Grado 1 a 2	Grado 3 a 4
Albumina (g/dl)	3.5 o más	2.8 a 3.4	2.7 o menos
Bilirrubina (mg/dl)	2 o menos	2.1 a 2.9	3 o mas
Colestasis	4 o menos	4.1 a 9.9	10 o mas
% T. protrombina	50 o menos	31 a 49	30 o menos
INR	1.7 o menos	1.8 a 2.2	2.3 o mas

Tratamiento

En la hipertensión portal existen varias opciones terapéuticas, en los cuales se dispone de tratamientos tanto farmacológicos como quirúrgicos. Entre los eventos que deben ser tratados encontramos:

1. Tratamiento de la hipertensión portal no complicada
2. Hemorragia digestiva secundaria a hipertensión portal
3. Prevención secundaria de nuevos episodios hemorrágicos
4. Pacientes con recidivas hemorrágicas a pesar de haber recibido un tratamiento adecuado
5. Tratamiento de otras consecuencias de la hipertensión portal como: (ascitis refractaria, síndrome hepatorrenal, síndrome hepato-pulmonar y otras complicaciones)

Tratamiento Farmacológico

El tratamiento puede ser con vasoconstrictores o vasodilatadores esplácnicos según sea el caso. Los fármacos utilizados van a depender de la clínica y estado del paciente, entre los vasoconstrictores esplácnicos, uno de los más potentes es la Vasopresina, un análogo de esta es la terlipresina, también usados en el tratamiento de el síndrome hepatorrenal. La Somatostatina y sus análogos el Octreótide, Vapreótide y Lanreótide, reducen el gradiente de presión venosa hepática, reducen la presión a nivel de las várices esofágicas y el flujo sanguíneo en la vena ácigos, siempre debe usarse en infusión continua.

Fármacos utilizados para el control y prevención de la hemorragia digestiva alta

Los medicamentos utilizados para el control y prevención de la hemorragia digestiva alta en pacientes con hipertensión portal, son los betabloqueadores no selectivos como el propanolol, Nadolol y Timolol, ya que disminuyen la postcarga cardiaca (gasto cardiaco) y la vasoconstricción arteriolar esplácnica (bloqueo de receptores beta 2 adrenérgicos extracardiacos).También han sido usados los Nitritos, por su efecto vasodilatador y probable acción sobre el óxido nítrico, es usado en asociación con Vasopresina o Terlipresina. El Mononitrato de isosorbide puede usarse, pero siempre asociado.

En caso de infección, sepsis o peritonitis bacteriana se debe iniciar tratamiento antibiótico según sea el caso. En la encefalopatía hepática se acepta el uso terapéutico de Lactulosa, Rifaximina también puede utilizarse en dosis de 600 mg/12 horas, si bien no ha demostrado superioridad frente a lactulosa y tiene mayor coste.

Tratamiento Endoscópico

Con referencia al tratamiento endoscópico en caso de hemorragia digestiva alta, este puede ser a través de ligaduras, escleroterapia, inyección de sustancias (cianoacrilato, epinefrina, trombina, etc.), el uso de balones sólo se acepta como terapia de rescate en sangrado masivo,6 siendo las dos primeras las consideradas como intervenciones de primera elección.

Tratamiento Invasivo

El tratamiento invasivo se realiza en pacientes los cuales el tratamiento endoscópico fue fallido, recurriendo a los procedimientos derivativos percutáneos como el shunt portosistémico transyugular intrahepático (TIPS o DPPI), que son stents dentro del hígado, insertados a través de la vena yugular, en el cual el catéter instalado funciona a manera de shunt latero-lateral creando una conexión entre la vena hepática y el sistema portal dentro del hígado, no requiere anestesia o en su caso una sedación superficial y tiene bajo grado de morbimortalidad. Esta técnica ha mostrado un 90% de éxito en la descompresión de la circulación portal. Actualmente el stents cubierto de PTFE (politetrafluoretileno) disminuyó la cantidad de cortocircuitos disfuncionales. Durante el seguimiento de pacientes comparando los TIPS con el shunt porto-cava en H, se encontró una proporción más alta de resangrado (< 20%) y fracaso de tratamiento en los pacientes con TIPS, además que la encefalopatía hepática puede ocurrir entre el 16 y 35% de estos pacientes. Se plantea este tratamiento en pacientes Child A/B y en los pacientes Child C con riesgo quirúrgico elevado siendo la única alternativa como puente al transplante hepático. Las contraindicaciones absolutas para los TIPS son la insuficiencia cardiaca derecha, enfermedad poliquística hepática, insuficiencia hepática avanzada con encefalopatía crónica (excepto Budd-Chiari o si el desencadenante es una hemorragia digestiva por várices), entre las contraindicaciones relativas están la infección activa, trombosis portal, tumores hepáticos hipervasculares y dilatación importante de la vía biliar.

En el tratamiento quirúrgico las cirugías derivativas portosistémicas disminuyeron tras el advenimiento de los TIPS y se las puede realizar en pacientes Child A/B, en pacientes con hemorragia digestiva alta refractaria al TIPS, en pacientes que el procedimiento percutáneo es técnicamente imposible y en pacientes Child B/C como puente hasta su transplante. Las derivaciones porto-cava pueden realizarse con anastomosis término-terminal o término-lateral. Su obstrucción (cerca del 90% a los 3 años) puede no representar gran problema, ya que pueden revisarse y re-permeabilizarse. Las derivaciones porto-cava que tienden a trombosarse en mayor cantidad son las intervenidas de urgencia, además de tender también a alterar la anatomía vascular, complicando también la posibilidad de un futuro transplante hepático y se asocian a un 40 a 50% de encefalopatía. Los criterios que se manejan para indicar cirugía a un paciente con hipertensión portal son: función hepática suficientemente preservada, fallo de terapéutica endoscópica urgente y ausencia de complicaciones derivadas del sangrado o la endoscopia (insuficiencia renal, isquemia hepática, perforación y otras) (Ibarrola-calleja, 2011) (Bosch et al., 2012) (Bañares, 2016)

1.Bañares, L. I. R. (2016). Hipertensión portal : Revista de La Educación Superior, 12(11), 606–616. https://doi.org/10.1016/j.med.2016.05.011

2.Bosch, J., Abraldes, J. G., Aracil, C., Escorsell, A., Berzigotti, A., & Ripoll, C. (2012). Gastroenterologia y Hepatología. 35(6). https://doi.org/10.1016/j.gastrohep.2012.02.009

3.Ibarrola-calleja. (2011). Hipertensión portal. (2), 83–91.

4.Julio D, Carbonetti, G. M., & Piñero, G. S. (2017). HIPERTENSIÓN PORTAL FISIOPATOLOGÍA . ASPECTOS CLÍNICOS Médico Hepatólogo ***.

5.Longo, D. L. (2015). Harrison: principios de medicina interna (18a. ed.) (McGraw Hill Mexico, ed.). Retrieved from https://books.google.com.ec/books?id=PiMnCgAAQBAJ&dq=medicina+interna+de+harrison&hl=es&sa=X&ved=0ahUKEwicleLnteLhAhVNMt8KHYbAAE0Q6AEIKDAA

6.Pagán, J. C. G. (2007). Diagnóstico actual de la hipertensión portal. 30(Supl 1), 1–6.

7.Wissam Bleibel, M. (Agosto de 2019). UpToDate. Obtenido de https://www.uptodate.com/contents/portal-hypertension-in-adults?search=hipertension%20portal&source=search_result&selectedTitle=1~150&usage_type=default&display_rank=1

CAPÍTULO 1 (e.)

Mario Rafael Chaves Chimbo
Fistulas Biliares

Fistula Biliar

Introducción

Se drena al duodeno alrededor de 800 a 1500 ml de bilis al día, (Robinson, n.d.) las fistulas biliares pueden ocurrir en cualquier parte del árbol biliar, pueden ser internas y externas, en las internas podemos considerar las que se producen por inflamación de la vesícula biliar (colecistitis), otras causas menos frecuentes son traumatismos, enteritis regional, ulcera péptica, tumores y de causa iatrogénica al realizar falsas vías en CPRE. Las fistulas externas son de causa quirúrgica o iatrogénicas, las fistulas son controlas y no controladas y el tratamiento es multidisciplinario, por lo general las fistulas externas producen pérdidas de agua y electrolitos con lo cual produce deshidratación isotónica, además la perdida de bicarbonato la deficiencia metabólica produce acidosis metabólica la cual es compensada con alcalosis respiratoria. (Robinson, n.d.)

Definición

Por definición, una fístula biliar es una comunicación anormal entre el tracto biliar y otros órganos. (Blumgats, 2017) Se puede definir como controladas y no controladas.

Epidemiologia

En las fistulas biliares internas son menos frecuentes hay reportes de pocos casos con lo cual se estima que el 90% de los casos de fistula interna son a causa de enfermedades biliares por cálculos, el 6% es por ulcera péptica, el 4% por neoplasias, parásitos, trauma y anomalías congénitas. (Blumgarts, 2017) En general en la población occidental de los pacientes con colelitiasis el 1% al 3% desarrollan una fistula bilioentérica, con mayor frecuencia en mujeres 3:1. Las fistulas que involucran la vesícula biliar es importante mencionarlo causadas por inflación persistente de la misma y que produce fistulas como la colecistoduodenal 55% al 75%; colecistocolónicas del 15% al 30% y colecistogastricas del 2% al 5%. (Blumgarts 2017) Se menciona en la bibliografía la fistula broncobiliar posterior a cirugías hepáticas, traumas y raramente enfermedades congénitas. (Blumgarts 2017)

Las fistulas externas como se mencionó en su mayoría están causadas por iatrogenia como lesión de vía biliar en colecistectomía el 0,2%- 0,3% en cirugía abierta y 0,4% a 0,8% (Schiappa, 2008) sin embargo en últimos reportes se evidencia menor incidencia que llega 0,08% de ellas debemos centrarnos en las que producen fistulas y discernir aquellas que producen estenosis. Otra causa importante de fistula biliar externa son las intervenciones quirúrgicas en el hígado se producen de 4,8 a 7,6%.(C et al., 2005), otras son los procedimientos intervencionistas en la vía biliar, la exploración de la vía biliar y otras cirugías abdominales.

Etiologia y Fisiopatologia
Fistulas Internas que Involucran la Vesícula Biliar:
Su mayor incidencia   se da en los países occidentales las más frecuentes colecistoentericas entre ellas son colecistoduodenal, colecistocolónica y colecistogástricos que generalmente se puede diagnosticar en el prequirurgico pero en las fistulas colecistocoledocianas son más difíciles de identificar incluso en el acto quirúrgico que pueden tener comunicación de la vesícula con el cístico, hepático común hepático derecho; el mecanismos es la inflamación constante de la vesícula biliar que produce compresión, inflamación necrosis a causa de un lito grande impactado.

Fistulas Internas que Involucran el Conducto Biliar Común
Las fistulas coledocoduodenales se puede dividir en proximales y distales con relación a la vía biliar común, las más frecuentes son las proximales que por lo general son causadas por ulcera péptica, otras causas son cirugías en las que se interviene el duodeno, en enfermedad de Crohn, en neoplasias de estómago distal, duodeno o ampulares. Las fistulas coledocoduodenales distales que son aquellas que se ubican 2 cm distales en el colédoco causadas en su mayoría por cálculos o por causas iatrogénicas y en trauma de abdomen cerrado. Hay descripciones de fistulas de la vía biliar con el páncreas en pseudocquistes pancreáticos o en áreas de necrosis pancreática.

Fistulas que Involucran Vias Intrahepaticas, Hígado o Pulmón
Estas fistulas son raras son aquellas que comunican el árbol biliar con la cavidad pleural, árbol bronquial son causadas por trauma, por infecciones y congénitas, el síntoma principal es biliptisis, otros síntomas pulmonares, colangitis, ictericia; el diagnostico se realiza con CPRE, CPTH los mismo servirán para tratamiento, de igual forma la tomografía, la resonancia

magnética o la colangioresonanacia magnética pero estos últimos rara vez evidencian el trayecto fistuloso de forma clara. El tratamiento de la fistula broncobiliar en primera instancia es disminuir la presión de la vía biliar mediante una esfinterotomia, posterior a ello un desbridamiento de la fistula y drenaje torácico.

Diagnostico

Las pruebas diagnósticas de laboratorio no son especificas sin embargo pruebas de función hepática nos sirven para el seguimiento, una radiografia con contraste de bario no ayudara a identificar neumobilia, observada entre el 30 y 50% de los pacientes con íleo biliar. (Blumgats, 2017)Con este método se puede identificar el 40% de las fistulas colecistoduodenales, el 75% de las fistulas coledocoduodenales y más de 95% de las fistulas colecistocolónicas. (Blumgats, 2017) La colangiografía se puede realizar mediante una CPRE, CPTH o fistulografía con lo cual se puede definir la anatomía de la vía biliar y de la fistula al mismo tiempo sirven como opción terapéutica.

Las pruebas de imagen con radionucleotidos unidas a tecnecio como el ácido p-isopropilacetanilido iminodiacético [PIPIDA] y ácido hepatobiliar iminodiacético [HIDA], son métodos adecuados para verificar de forma adecuada la anatomía vesicular y la vía biliar. La ecografía abdominal es útil como imagen inicial ante la sospecha de fistula en la cual confirma la presencia o ausencia de litos en la vesícula o vía biliar además identifica adecuadamente la neumobilia como signo de fistula biliar.

La tomografía da la ubicación exacta del cálculo u obstrucción en el íleo biliar, mientras que la colangioresonancia magnética identifica la mayoría de trayectos fistulosos.

Presentación Clínica

El íleo biliar es la obstrucción de la luz intestinal sea parcial o total mal llamado así ya que es una obstrucción mecánica por un cálculo suficientemente grande, la triada clásica es la obstrucción intestinal, neumobilia y calculo ectópico sin embargo la triada clásica se identifica solo en 30 al 35% de los casos (Blumgats, 2017)la obstrucción normalmente se da en los últimos 50 cm del íleon en el 70% de los casos, aunque también hay obstrucción en el yeyuno en el duodeno y rara vez en el colon sigmoideo. (Blumgats, 2017)

En las fistulas colecistocolónicas puede presentarse con cambios en los hábitos defecatorios con diarrea, esteatorrea, escalofríos, fiebre, colangitis, pérdida de peso y simular un síndrome de intestino corto.

En la fistula colecistocoledociana se puede presentar como un síndrome de Mirizzi con la obstrucción de la vía biliar causada por episodios de inflamación constante.

Fistulas Externas
Las más frecuentes son aquellas de causa quirúrgica, entre ellas hay las de causa iatrogénica o como complicación posquirúrgica.

Colecistectomía
Es la cirugía más frecuente de causas quirúrgicas de fuga biliar, específicamente la lesión de vía biliar iatrogénica se produce en el 0,3 a 0,5% en todas las colecistectomías (Zandalazini & Klappenbach, 2016) por diferentes mecanismos y de ellas la más frecuente en la clasificación de Strasberg es la tipo A qué se refiere a la fuga del conducto cístico o fuga en un conducto de lushka o llamado también subvesicular, los factores para la lesión de vía biliar son las variantes anatómicas y la identificación equivoca de la anatomía en el transquirúrgico. (González González, n.d.)

Anastomosis Biliodigestivas
El objetivo es restituir el flujo de bilis al intestino las causa generalmente es por obstrucción de la vía biliar producida por cálculos por tumores en la vía biliar o páncreas las anastomosis más frecuentemente realizadas son la hepaticoyeyuno anastomosis y la coledocoduodeno anastomosis, la presentación de fistula biliar es en 2% al 5% de todas las derivaciones, (Zandalazini & Klappenbach, 2016)los factores para que se desarrolle una fistula son la técnica quirúrgica y los relacionados con el paciente, como la nutrición, la obesidad, enfermedades de base del paciente y otras como la irrigación adecuada de los tejidos, evitar la tensión en la anastomosis.

Hepatectomías

La fuga biliar poshepatectomia se presenta entre el 5% y el 15%(Zandalazini & Klappenbach, 2016) hay tres factores que predisponen a fuga biliar la primera es la superficie de la anastomosis que es la más frecuente ya que se produce la sección de conductos biliares por ende produce fugas menores y transitorias, otra causa es la lesión de la rama biliar contralateral y la dehiscencia de la anastomosis. Hay descripciones de mayor fuga biliar en hepatectomías izquierdas y en resecciones por colangiocarcinoma, se han utilizado varias técnicas para evitar la fuga biliar sin embargo no hay suficiente evidencia para evitarla, también se menciona que la colocación de drenaje aumenta el riesgo de fuga, pero al no utilizarlo hay la posibilidad una segunda intervención o drenaje percutáneo.

Presentación Clínica

El cuadro clínico depende si en el posquirúrgico se dejó o no drenaje, si se lo hizo la biliorragia será evidente por el mismo, pero si no se dejó drenaje la sintomatología puede variar desde insidiosa e inespecífica hasta peritonitis o sepsis; los mencionados síntomas inespecíficos son el dolor abdominal, febrícula, nausea, hipo, ictericia por reabsorción peritoneal, cuando el diagnóstico es tardío puede presentarse como sepsis.

Diagnostico

La ecografía puede es el primer examen a realizar ante la sospecha para fuga biliar para verificar o descartar bilioma o liquido intraabdominal que se visualiza con imagen anecoica con partículas ecogenicas en su interior.

La tomografía computarizada con contraste es el siguiente examen de imagen a realizar por su mayor definición en los órganos intraabdominales e identifica menor cantidad de líquido intraabdominal.

La colangioresonancia magnética es el mejor método para valorar el tipo de lesión en el árbol biliar la misma que sirve para definir el tipo de tratamiento, también sirve para identificar liquido en la cavidad. Otro estudio que es de gran utilidad si se dejó un drenaje es una fistulografía con contraste hidrosoluble. Otros procedimientos invasivos son la colangiografia mediante drenaje percutáneo o con una CPRE que son terapéuticos. Otro estudio es el

HIDA que detecta la fuga en 85% de los casos, pero no especifica el sitio.

Tratamiento
Se debe considerar cuatro indicaciones en los pacientes con diagnóstico de fuga biliar.
Control de la sepsis
Identificar el sitio de la fuga
Drenaje biliar
Tratamiento definitivo

Lo principal es el control, de la sepsis mediante antibióticos de amplio espectro y drenaje de las colecciones como primera opción es vía percutáneo o quirúrgico laparoscópica, (Dra et al., 2012) una vez controlada la sepsis se debe definir el sitio de la fuga aunque muchas veces no es necesario ya que son de bajo flujo y son autolimitadas como en las hepatectomías y derivaciones biliodigestivas, el mejor estudio no invasivo es colangioresonanacia para mapeo de la vía biliar e identificar sitio preciso de la lesión sin embargo la CPRE al mismo tiempo que realiza una colangiografia, disminuye la presión de la vía biliar mediante la esfinterotomía al ser invasivo este último procedimiento tiene complicaciones como pancreatitis en 5%, hemorragia 2% colangitis 1% perforación 0,5%. (Zandalazini & Klappenbach, 2016)

Otro procedimiento invasivo es el drenaje de la vía biliar de forma percutáneo CPTH, está indicada cuando es difícil canular la vía biliar mediante CPRE por el diámetro de la vía biliar u otra causa sin embargo también hay complicaciones como hemobilia 2,5%, sepsis 2,5%, procesos inflamatorios locales como abscesos 1,2%, empiema 0,5% con una mortalidad del 1,5%. Y si en una lesión de vía biliar hay falta de continuidad se debe realizar una derivación biliodigestiva. (Pérez-torres, García-guerrero, & Bernal-sahagún, 2000)

En las derivaciones las biliorragias se limitan a los 15 o 20 días por lo cual un drenaje es suficiente sin embargo si persiste se debe pensar en una nueva reconfección de la anastomosis. En el caso de las hepatectomías se autolimitan en un 70% y si persiste la resolución mediante esfinterotomía se da en un 90%. (Zandalazini & Klappenbach, 2016)

1.José, G. Y. (2005). *Bilirragia y fistula biliar posthepatectomía. Revista Chilena de Cirugía, 57(1)*, 45–51.

2.Dra, R., Avenda, G. M. L. G., Ramos, L., Viramontes, G., Dra, T., Vel, J. M., & Palomeque, R. S. (2012). *Manejo percutáneo de complicaciones posquirúrgicas de la vía biliar. Anales de Radiología, México, 11(2)*, 83–89.

3.González González, J. L. (n.d.). *Lesiones_Iatrogenicas_De_La_Via_Biliar.*

4.Pérez-torres, E., García-guerrero, V. A., & Bernal-sahagún, A. F. (2000). *edigraphic.com, (5)*, 189–193.

5.Robinson, R. R. (n.d.). *Fístula biliar : reporte de caso Biliary fistula : Case report*, 159–161.

6.Schiappa, J. M. (2008). *Iatrogenic lesions of the biliary tract. Acta Chirurgica Belgica, 108(2)*, 171–185. https://doi.org/10.1080/00015458.2008.11680199

7.Blungarts *Surgery of the liver biliary tract and pancreas 6 edicion.* (2017).

8.Zandalazini, D. H., & Klappenbach, R. (2016). *Fugas biliares postoperatorias,* (January 2013), 2057–2070.

CAPÍTULO 2 (a.)

Michelle Elizabeth Camacho Marroquín
Anatomía del Intestino Delgado

Anatomía del Intestino Delgado

El intestino delgado es un órgano en forma de tubo plegado que mide entre 5 y 6 m de longitud formado por una parte relativamente fija que corresponde al duodeno y dos partes móviles que corresponden al yeuno e íleon. Se extiende desde el píloro hasta la unión de la válvula ileocecal, donde el íleon en su porción distal se une al ciego. (Moore, 2013, p.291).

El intestino delgado es radica en que es el lugar donde se lleva a cabo la digestión y absorción de nutrientes, mediante la secreción de diversas enzimas y con la ayuda de su función motora. Es el reservorio más grande del cuerpo que contiene células inmunitariamente activas y productoras de hormonas y, por lo tanto, se conceptualiza como el órgano más grande de los sistemas inmunitario y endocrino, respectivamente. (Harrison, 2010, p.980).

Duodeno

Es el primer segmento del intestino delgado, se encuentra en la pared abdominal posterior enrollado en forma de anillo alrededor de la cabeza y cuello del páncreas. Su longitud es de aproximadamente 25mm de longitud con un diámetro de 3 a 4 cm. Comienza en el píloro, se divide en 4 porciones y termina en el ángulo yeyuno-duodenal. (Rouviére, 1988, p. 393).

1ra porción: Porción superior, mide aproximadamente 5cm, se origina en la ampolla o bulbo duodenal y se encuentra situada en el flanco derecho de la 1 ª vértebra lumbar, se extiende desde el píloro hasta el cuello de la vesícula biliar, donde se incurva hacia abajo y se continúa con la porción descendente. (Latarjet, 2004, p 1358).

2da porción: Porción descendente o prerrenal, es la más larga con una longitud de aproximadamente 7cm, desciende a la derecha de la columna L1 a L4. Esta porción recibe a los conductos excretores biliar y pancreático. (Latarjet, 2004, p 1362).

3ra porción: Porción horizontal, mide de 6 a 8 cm de longitud, se extiende transversalmente por delante de la cuarta vértebra lumbar y por detrás de los vasos mesentéricos inferiores. (Latarjet, 2004, p 1362).

4ta porción: Porción ascendente, es la más corta (5cm aproximadamente) empieza a la izquierda de la vértebra L3 y asciende hasta el borde superior de la vértebra L2. (Rouviére, 1988, p. 393).

Constitución

El duodeno como todo el tubo digestivo se compone de cuatro túnicas superpuestas, mucosa, submucosa, muscular y serosa.

Capa Mucosa: Presenta vellosidades, válvulas conniventes que son repliegues permanentes alargadas perpendiculares al intestino y floculos cerados que son pequeñas masa linfoides. En los surcos y en las salientes se abren las glándulas duodenales. Éstas son las glándulas de Brunner características del duodeno.intestinal y las glándulas Lieberkühn, también presentes en el yeyuno y en el íleon. (Latarjet, 2004, p 1360).

Capa Submucosa: Corresponde a una fina lámina de tejido laxo.

Capa Muscular: Formada por una capa superficial de fibras longitudinales y una capa profunda de fibras circulares. Esta capa se encuentra atravesada por los conductos pancreático y colédoco. (Rouviére, 1988, p. 402).

Tabla I Relaciones Anatómicas Duodeno

Primera Porción o Superior	•Cara Anterior cubierta por Peritoneo •Porción Superior: Inserción del ligamento hepatoduodenal. •Porción Inferior: inserción del omento mayor.
Segunda Porción o Descendente	•Cara Anterior cubierta por Peritoneo. •Se sitúa paralela y derecha a la vena cava inferior. •Postero-medial: Conductos colédoco y pancreático que se abren en la papila duodenal mayor.
Tercera Porción u Horizontal	•Posteriormente separada de la columna vertebral por el músculo psoas mayor derecho, la VCI, aorta y los vasos testiculares u ováricos. •Superior se encuentra la cabeza del páncreas y su proceso unciforme.
Cuarta Porción o Ascendente	•Cara anterior: colon transverso y asas delgadas. •Cara lateral izquierda: aorta. •La flexura duodenoyeyunal sostenida por la inserción del músculo suspensorio del duodeno (ligamento de Treitz).

Relaciones Anatómicas basadas en Moore, Anatomía con Orientación Clínica 7ma Edición, 2013, p.293.

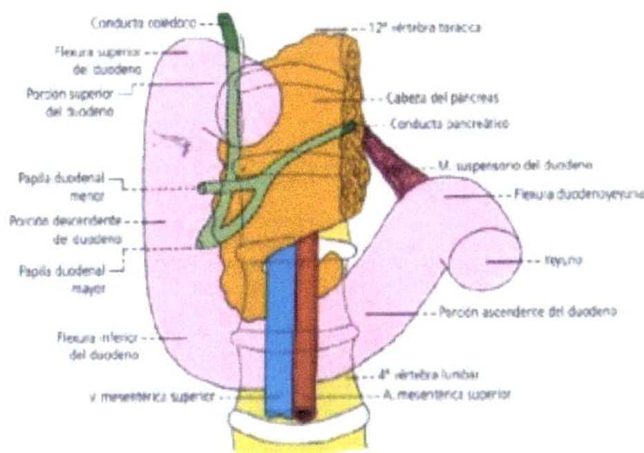

Figura 1 Disposición general del duodeno. Obtenida de Latarjet. Anatomía Humana, 9na Editorial Médica Panamericana 2004, p. 1362.

Irrigación

La irrigación del duodeno se origina en las arterias pancreaticoduodenales superior e inferior derechas, ramas de la arteria gastroduodenal y la rama pancreaticodudodenal izquierda que es rama de la arteria mesentérica superior. (Harrison, 2010, p.980).

Las venas son satélites de las arterias, la vena pancreaticosuperior derecha desemboca en el tronco de la vena porta y la vena pancreaticoduodenal inferior derecha que vierte junto a la gastroepiploica derecha en la vena mesentérica mayor. (Rouviére, 1988, p. 402).

Drenaje Linfático

Los linfáticos del duodeno se vierten en los ganglios duodenopancreáticos anteriores y posteriores.

Inervación

Los nervios del duodeno proceden del nervio neumogástrico y de los nervios esplácnicos (abdominopélvicos) mayor y menor a través de los plexos celíaco y mesentérico superior. (Moore, 2013, p.293).

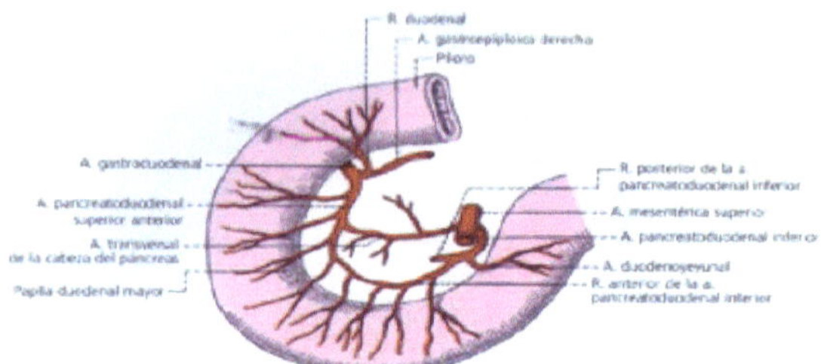

Figura 2 Irrigación del duodeno. Obtenida de Latarjet. Anatomía Humana,
9na Editorial Médica Panamericana 2004, p. 1369.

Yeyuno Íleon

Se define como un tubo de calibre decreciente, entre 25 a 30mm de diámetro en su comienzo y llegando a 15-20mm en su terminación. No se diferencian notablemente entre sí, ni presentan un límite neto. El yeyuno se encuentra cerca de la flexura duodenoyeyunal y el íleon cerca de la unión ileocecal. En conjunto, el yeyuno y el íleon miden 6-7 m de largo. (Latarjet, 2004, p 1442). El yeyuno constituye aproximadamente, dos quintas partes de la longitud de la porción intraperitoneal del intestino delgado, y el íleon forma el resto. (Moore, 2013, p.293).

Desde su origen hasta su terminación presenta alrededor de 15 flexuosidades en forma de U conocidas como asas intestinales, dispuestas en un grupo superior izquierdo formado por asas horizontales y un grupo inferior derecho formado por asas verticales. (Rouviére, 1988, p. 403).

Relaciones Anatómicas
- **Posterior:** Órganos retroperitoneales y pared abdominal posterior.
- **Anterior:** Epiplón mayor y pared abdominal anterior.
- **Superior:** Colon transverso y mesocolon transverso.
- **Inferior:** Colon iliopélvico y órganos de la pelvis menor.
- **Izquierda:** Pared lateral del abdomen.
- **Derecha:** Colon ascendente, Ciego y Pared Abdominal.

Variaciones

El yeyuno y el íleon son regulares en su forma, pero en un 2% de los casos se presenta a   80 cm aproximadamente de la unión ileocecal, un poco por arriba del ciego, una evaginación en forma de dedo de guante llamado divertículo de Meckel. Éste representa un resto del conducto onfalomesentérico, que reúne en el embrión el asa intestinal primitiva al ombligo. (Latarjet, 2004, p 1443).

Constitución

Se encuentra conformada como la pared del duodeno, por cuatro túnicas que desde interna a externa son: mucosa, submucosa, muscular y serosa.

La túnica mucosa destaca por vellosidades, numerosos pliegues circulares conocidos como válvulas conniventes de Kerckring que tienen una altura de hasta 8mm y   dirección transversal. Además existen numerosos elementos linfoides, agrupados en placas conocidos como placas de Peyer las cuales son más numerosas en la terminación del intestino delgado. (Latarjet, 2004, p 1443)

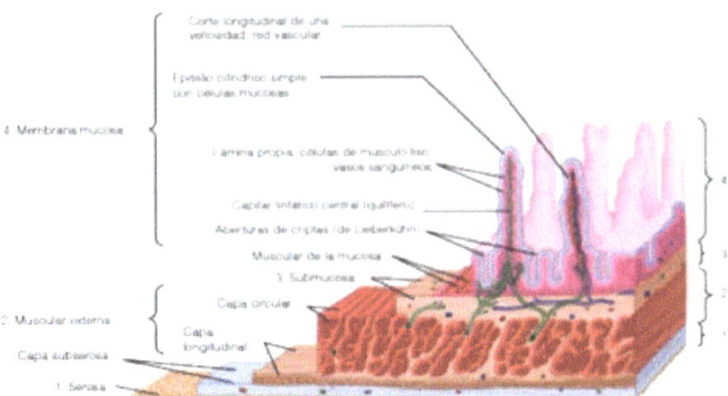

Figura 3 Constitución interna del intestino delgado. Obtenida de Schwartz Principios de Cirugia, 9na Edición p. 981

Vasos

Las arterias yeyunales e ileales son ramas intestinales de la arteria mesentérica superior. Estas arterias se unen para formar las Arcadas arteriales, que dan origen a los vasos rectos.

Las venas se encuentran dispuestas igual que las arterias y desembocan en la vena mesentérica mayor. (Moore, 2013, p.296).

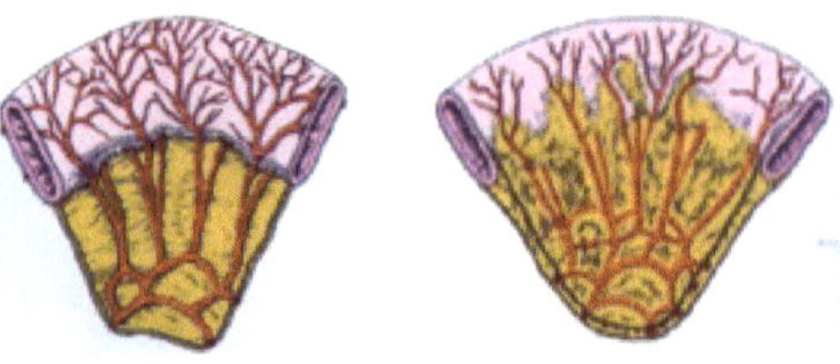

Figura 4 A la izquierda: Arterias mesentéricas en el tercio superior del yeyuno. Derecha: Atros en el tercio inferior del íleon. Obtenida de Latarjet. Anatomía Humana, 9na Editorial Médica Panamericana 2004, p. 1450.

Drenaje Linfático

En las vellosidades intestinales existen unos vasos linfáticos especializados, denominados vasos quilíferos de Asellius, que absorben la grasa.y drenan en los plexos linfáticos de las paredes del yeyuno el íleon. Estos a su vez drenan en los vasos linfáticos situados entre las hojas del mesenterio, a través de tres grupos de nódulos:

• Los nódulos linfáticos yuxtaintestinales, situados junto a la pared intestinal.
• Los nódulos linfáticos mesentéricos, distribuidos entre las arcadas arteriales.
• Los nódulos superiores centrales, a lo largo de la porción proximal de la arteria mesentérica superior. (Moore, 2013, p.297).

Inervación

La inervación del yeyuno-íleon asegura sensibilidad y control de motilidad y secreciones. Son nervios mixtos que contienen fibras simpáticas y parasimpáticas que proceden, en efecto, del plexo celíaco y de los ganglios mesentéricos. Éstos están situados alrededor del origen de la arteria mesentérica superior. Los nervios se disponen en   plexos   prearteriales y retroarteriales, ampliamente comunicados entre sí. (Latarjet, 2004, p 1454).

BIBLIOGRAFÍA

1.Rouviére H. Anatomía Humana Descriptiva, topográfica y funcional, Tomo II. Editorial Masson. Barcelona 1988.

2.Schwartz B. Principios de cirugía. Mc Graw Hill. 2011. p. 804-812; 890-904.

3.Latarjet M. y Ruíz Liard A. Anatomía Humana. Editorial Médica Panamericana. Barcelona 2004

4.Moore K.L. Anatomía Humana con Orientación Clínica Editorial Médica Panamericana. 2013.

5.Sabiston. Tratado de Cirugía. Editorial Elsevier, 19 Edición. Año: 2014.

CAPÍTULO 2 (b.)

Daniel Revelo Luna
Obstrucción Intestinal

Obstrucción Intestinal
Introducción
La obstrucción intestinal es un síndrome causado por la detención, más o menos completa, más o menos persistente, de heces y gases en cualquier tramo intestinal, ocasionada por causas orgánicas o funcionales. Constituye alrededor de un 20% de las urgencias quirúrgicas de un hospital. El bloqueo puede ser parcial (incompleto) o totalmente ocluido (completo) sin compromiso vascular. En la obstrucción intestinal estrangulada existe un flujo vascular comprometido asociado con necrosis y / o gangrena. En cuanto a la atención primaria, lo más frecuente es encontrar obstrucciones incompletas (p. ej., emisión de gases, pero no de heces), que en algunos casos acaban siendo completas.

Epidemiología
En el periodo 2014 a 2015 se reportaron en el hospital de especialidades Dr. Abel Gilbert Pontón de Guayaquil – Ecuador, en el departamento de estadística alrededor de 679 pacientes con el diagnostico de Abdomen agudo obstructivo provenientes del área de cirugía ya sea de emergencia, como de consulta externa. (Loaiza Lucas, 2016)

Se dice que la obstrucción intestinal representa el 15% de todas las consultas vista en un servicio de emergencias que acuden por dolor abdominal y cerca de 300 mil admisiones hospitalarias anuales en los Estados Unidos y causa de mortalidad en casi 30 mil casos. (Arias Silva, 2016)

Fisiopatología
La obstrucción del intestino conduce a la dilatación proximal del intestino debido a la acumulación de secreciones gastrointestinales y aire tragado, con la consiguiente aparición del dolor tipo cólico característico de esta entidad patológica. La dilatación intestinal estimula la actividad secretora celular, lo que resulta en una mayor acumulación de líquido. Esto a su vez conduce a un aumento del peristaltismo por encima y por debajo de la obstrucción, con frecuentes deposiciones sueltas y flatos al comienzo de su curso. (Loaiza Lucas, 2016)

El vómito ocurre si el nivel de obstrucción es proximal. El aumento de la distensión del intestino delgado conduce a un aumento de las presiones intraluminales. Esto puede causar la compresión de los vasos linfáticos de la mucosa, lo que lleva a un linfedema de la pared intestinal. Con presiones hidrostáticas intraluminales aún más altas en los lechos capilares da como resultado un tercer espacio masivo de fluidos, electrolitos y proteínas en la luz intestinal. La pérdida de líquido y la deshidratación que se producen pueden ser graves y contribuir a una mayor morbilidad y mortalidad.

Las bacterias en el intestino proliferan proximales a la obstrucción. Los cambios microvasculares en la pared intestinal permiten la translocación a los ganglios linfáticos mesentéricos. Esto se asocia con un aumento en la incidencia de bacteriemia debido a Escherichia coli. ("Small-Bowel Obstrucción: Practice Essentials, Background, Pathophysiology," n.d.)

Clasificación

Las causas de oclusión intestinal son múltiples, si bien permiten realizar una clasificación general, que comprende tres variedades, oclusión mecánica, íleo paralitico o funcional y vascular (tabla 1):

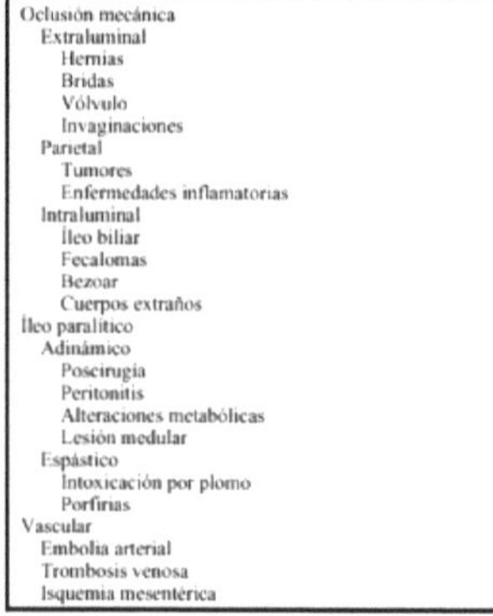

TABLA 1
Causas de oclusión intestinal

Oclusión mecánica
  Extraluminal
    Hernias
    Bridas
    Vólvulo
    Invaginaciones
  Parietal
    Tumores
    Enfermedades inflamatorias
  Intraluminal
    Íleo biliar
    Fecalomas
    Bezoar
    Cuerpos extraños
Íleo paralitico
  Adinámico
    Poscirugía
    Peritonitis
    Alteraciones metabólicas
    Lesión medular
  Espástico
    Intoxicación por plomo
    Porfirias
Vascular
  Embolia arterial
  Trombosis venosa
  Isquemia mesentérica

Oclusión Mecánica

Es el más típico y sirve de ejemplo para el estudio clínico de este síndrome. Las causas que determinan este tipo de obstrucción son extraordinariamente variadas. (Maroto, Garrigues, & Valencia, n.d.)

Las podemos clasificar en tres grupos:

Extra Luminal

Mal llamadas extrínsecas, pues también la mayoría de las causas Intraluminales son extrínsecas al intestino. Disminuyen la luz intestinal por compresión, acodadura o torsión del intestino. Las causas de este grupo son muy variadas:

- Tumores de órganos vecinos: ováricos, uterinos, mesentéricos, etc.
- Anomalías congénitas: páncreas anular, bridas congénitas, mal rotaciones intestinales, etc.
- Procesos inflamatorios de vecindad que compriman o acodan el intestino.
- Adherencias y bridas adquiridas tras procesos inflamatorios, traumatismos accidentales o intervenciones quirúrgicas.
- Hernias externas, sobre todo laparotómicas, inguinales, crurales y umbilicales, y con menos frecuencia, por su escasa incidencia, las denominadas hernias raras (obturatrices, lumbares, isquiáticas, perineales, etc.).
- Hernias internas, congénitas o adquiridas (postraumáticas o postquirúrgicas), en diferentes orificios de la cavidad abdominal. Pueden ocurrir a través de defectos de los mesos (transmesentéricas o transmesocólicas); del epiplón mayor (transepiploicas); del ligamento ancho (transligamentarias); del diafragma(diafragmáticas); retroperitoneales, paraduodenales, paracecales o intersigmoideas, del hiato de Winslow (Hernias de Treitz); orificios configurados por bridas o adherencias de las asas entre si, o entre asas y el peritoneo parietal, o con el epiplón; o en orificios configurados entre el intestino y la pared abdominal, como en el caso de las enterostomías o colostomías. Con frecuencia las hernias internas se estrangulan.
- Vólvulo intestinal: sigmoideo, del ciego, del colon transverso o del intestino delgado.

Parietal

Son lesiones de la propia pared intestinal que originan una disminución de la luz, pueden clasificarse de la siguiente manera:

- Congénitas.- atresias, estenosis, duplicaciones intestinales.
- Neoplasias, benignas o malignas; infiltrantes o vegetantes, del intestino delgado o
- del intestino grueso.
- Inflamaciones: tuberculosis, actinomicosis, colitis ulcerosa y sobre todo
- enfermedad de Crohn y Diverticulitis.
- Iatrogénicas: postquirúrgicas, postirradiacion, hematomas intramurales tras la
- administración de anticoagulantes (heparina, dicumarinicos), estenosis debidos a la
- ingestión de cloruro potásico hipertónico.
- Estenosis postraumáticas: traumatismos intestinales que conllevan una solución de
- continuidad de la pared con formación de una cicatriz que disminuye el calibre de
- la luz intestinal; hematoma parietal.

Intraluminales

Producen obstrucción porque taponan la luz del intestino. Puede producirse por una de las siguientes causas:

- Parásitos: El acumulo de parásitos o sus restos, pueden formar un tapón que ocluye
- el intestino. Los pelotones de áscaris son los más frecuentes, pero otros parásitos
- (tenia, tricocéfalos, oxiuros) también pueden producir el cuadro. La oclusión por
- membranas hidatídicas procedentes de una fistula quisto-digestiva, aunque
- excepcional, es posible.
- Enterolitos o concreciones formadas en el propio intestino, de muy diversa
- composición química (colesterina, ácidos y sales biliares, sales cálcicas, etc.)

pueden ocluir la luz.
- Contenido fecal demasiado espeso, bien sea como consecuencia de la administración de productos con fines terapéuticos (sales de calcio, de bismuto, etc.) o diagnósticos (sales de bario) por restos de alimentos no digeridos (celulosa, fibras vegetales); por alteraciones patológicas (íleo meconial por déficit de fermentos pancreáticos) o involutivas (atonía cólica que origina estasis y desecación de materiales fecales, dando lugar a la formación de fecaloma.
- Calculo Biliar de tamaño adecuado, que llega al intestino bien sea a través del colédoco (poco frecuente) o a través de una fístula biliodigestiva (colecistoduodenal, colecistoyeyunal). El cálculo se detiene allí donde el calibre intestinal es menor; generalmente en la porción distal del íleon. Es más frecuente en mujeres, dada la mayor frecuencia de la colelitiasis en ellas.
- Bezóares que abandonan el estómago y taponan el intestino. Puede tratarse de tricobezóares (pelos) o fitobezóares (vegetales), que se presentan con más frecuencia en pacientes previamente operados del estómago o en niños con un déficit mental.
- Cuerpos extraños, voluntaria o accidentalmente ingeridos (con menos frecuencia los introducidos a través del recto), que son muy diversos; monedas, cubiertos, bolas metálicas o de cristal, chicle, frutos, etc.
- Tumores pediculados del intestino, generalmente benignos, que flotan en su luz.
- Invaginación Intestinal, que con frecuencia se acompaña de compromiso vascular

Obstrucciones Funcionales o íleo Paralitico
Se presenta en diferentes circunstancias etiológicas. Las más frecuentes son:
- En el curso postoperatorio de intervenciones quirúrgicas, sobre todo abdominales: íleo postoperatorio.
- Tras irritación peritoneal, bien sea traumática (heridas penetrantes), bacteriana
- (peritonitis) o química (jugo gástrico, bilis, sangre, orina). Es el denominado íleo
- peritonítico.
- Reflejo. Aparece en circunstancias muy variadas. Puede acompañar a

paroxismos dolorosos abdominales (cólico hepático, cólico nefrítico, pancreatitis aguda, etc.) también aparece en el denominado "síndrome retroperitoneal", nombre con el que se alude a cualquier situación que altere los tejidos retroperitoneales (tras una operación: nefrectomía, simpatectomía lumbar, etc.; hemorragia: traumática, postoperatoria, rotura de aneurisma de aorta abdominal, pancreatitis, etc.). También puede aparecer en el curso de traumatismos vertebrales (fracturas con o sin sección medular); es el llamado íleo espinal. Este debe distinguirse del denominado "síndrome de corsé enyesado", en el que al forzar la lordosis lumbar se produce un cierre de la pinza aortomesentérica que comprime la tercera porción duodenal y da lugar a una dilatación aguda del estómago. También se ha descrito un íleo reflejo en el puerperio, aunque a veces se trata de unos verdaderos íleos mecánicos por caída hacia atrás de la matriz y compresión del colon sigmoides. Tras algunas exploraciones, tales como cistoscopia, laparoscopia, etc., o tras la distensión de la vejiga en caso de retención urinaria, también puede presentarse un íleo reflejo.

- Alteraciones tóxico-metabólicas y carenciales pueden ser responsables de íleo paralitico. Esto sucede en casos de uremia, coma diabético, depleción de potasio, mixedema, enfermedad de Addison, carencias vitamínicas (tiamina, acido pantoténico), infecciones generales (toxinas bacterianas), etc.
- Los íleos paralíticos de causa farmacológica son muy frecuentes, pues numerosas drogas llevan a esta situación. Los agentes anestésicos, los bloqueantes ganglionares, los analgésicos, los relajantes de la fibra muscular lisa, los antidepresivos tricíclicos, los antihistamínicos, la clonidina, etc., son algunos ejemplos de las muchas drogas que pueden ser responsables del íleo paralitico.

Vasculares
Ocurre en el contexto del síndrome de isquemia/trombosis mesentérica y se produce por alteraciones arteriales o venosas de los vasos que irrigan el intestino.
- Isquemia mesentérica, de origen arterial, venoso o mixto. Tradicionalmente se incluye en el capítulo de estrangulaciones intestinales, aunque no es causa de obstrucción mecánica, sino que el

intestino infartado origina un íleon adinámico; sin embargo, los problemas derivados de la gangrena intestinal son similares a los observados en la estrangulación. Conviene llamar la atención sobre isquemias intestinales derivadas del empleo de los anticonceptivos orales y de la crioterapia, así como de infartos intestinales sin oclusión vascular (en los que existe un gasto cardiaco bajo y en muchas ocasiones un aumento de la viscosidad de la sangre, cómo puede suceder en casos de insuficiencia cardiaca, infarto de miocardio, shock, arritmias, insuficiencia aortica, etc.).

Manifestaciones Clínicas

El dolor abdominal, la distensión y las náuseas y vómitos son los síntomas más habituales, prácticamente constantes, que definen la presencia de un síndrome oclusivo intestinal. Con frecuencia existe estreñimiento e incluso ausencia en la emisión de heces y gases por el ano. No obstante, el cierre intestinal no es constante, e incluso puede existir diarrea en las primeras horas. Típicamente, estos síntomas aparecen de forma aguda, estableciéndose el síndrome completo en pocas horas. El cambio de las características del dolor, de cólico a continuo, acompañado de fiebre y deterioro del estado general sugieren la posibilidad de estrangulación. (Vzquez Gallego & Gil-Olarte Prez, 2004)

La frecuencia con la que aparecen dichos síntomas son:

- **Náuseas / vómitos (60-80%):** el vómito a menudo puede ser de naturaleza biliosa.
- **Estreñimiento / ausencia de flatos (80-90%):** típicamente un hallazgo de obstrucción colónica. Distensión abdominal (60%).
- **Fiebre y taquicardia:** hallazgos tardíos; puede estar asociado con estrangulamiento
- **Vómitos:** Son de origen reflejo al inicio de la obstrucción, por el dolor abdominal y la distensión, pero conforme pasa el tiempo, se debe a regurgitación del contenido de asas. Al inicio las características del vomito son de contenido alimentario y prosiguen a biliosos o fecaloides en los casos más graves. Los vómitos son más abundantes y frecuentes conforme más alta sea la obstrucción. (Vzquez Gallego & Fernndez Collado, 2004)

- **Ausencia de emisión de gases o heces:** Es un síntoma no tan frecuente, ya que puede ser un cuadro suboclusivo que permita el paso de ciertos gases inclusive heces, sin embargo, si está presente da más orientación ante la sospecha del cuadro.
- **Distensión abdominal:** Se encuentra presente a la exploración física del paciente, asociado a timpanismo. Esto en consecuencia de la distensión de asas intestinales, llenas de aire y líquido. Esto provoca aumento en el volumen de contenido de la cavidad abdominal y diámetro de la misma. Se encuentra más en obstrucciones en colon o recto.

Examen Físico

El examen físico, puede dar datos de gravedad evolutiva, estado de hidratación, fiebre y presencia de taquicardia. Si ya se acompaña de cifras tensiónales sistólicas bajas, hay q descartar que este entrando en shock séptico.

Inspección: búsqueda de cicatrices de procedimientos quirúrgicos previos o hernias o búsqueda de distensión abdominal.

Auscultación: a inicios del cuadro clínico se presenta aumento de los ruidos intestinales, también denominados de lucha o ruidos metálicos. Conforme progresa van disminuyendo hasta desaparecer.

Percusión: predomina el timpanismo. El procedimiento si es doloroso indica que ya hay afección de asas y peritoneo.

Palpación: El abdomen suele ser doloroso de forma difusa. La defensa muscular involuntaria orienta hacia la peritonitis o estrangulación de la víscera. Si fuera el caso de se puede palpar masas abdominales, que pueden ser desde neoplasias, abscesos o invaginación intestinal.

Tacto Rectal: nos ayuda a detectar la presencia de masas, restos hemáticos o impactaciones fecales. Si se sospecha afectación peritoneal en el saco de Douglas el dolor es importante. Cuando se observa dilatación intestinal generalizada de todo el tubo digestivo y heces en ampolla se debe sospechar de íleo paralitico.

El diagnostico sindromico de oclusión generalmente es fácil, pero en determinadas ocasiones aparecen dificultades. Esto es lo que sucede en las edades extremas de la vida, donde la recogida de datos subjetivos es difícil y también la exploración o la interpretación de los signos; en los simuladores y en las puérperas, en las que las molestias abdominales se relacionan con su estado y no se interpretan adecuadamente. En resumen, podemos decir que la clínica del abdomen agudo obstructivo se caracteriza por dolor abdominal, vómitos (fecaloideos, si es distal), distención abdominal (mayor cuanto más distal sea la obstrucción), hiperperistaltismo con ruidos metálicos. Debemos descartar que el enfermo tenga una hernia incarcerada. En la estrangulación la fiebre se eleva, el dolor se hace intenso y continuo y encontramos rigidez muscular.(Villalobos Pérez, 2006)

Diagnostico
Exámenes de laboratorio
Su utilidad para el diagnóstico etiológico del íleo es limitada, pero son importantes para valorar la gravedad del cuadro clínico y necesarios para programar adecuadamente el tratamiento, sobre todo la reposición hidroelectrolítica. En las fases iniciales de la enfermedad la analítica suele ser normal. Sin embargo, a medida que el proceso avanza se hace patente la deshidratación y la hipovolemia secundaria al secuestro de líquidos. Todo ello se traduce en hemoconcentración y elevación del nitrógeno ureico, siendo también frecuentes las alteraciones en los niveles de potasio y del equilibrio ácido-base secundarias a la presencia de vómitos y diarrea. La leucocitosis y neutrofilia son frecuentes, aun en ausencia de infección. Si se produce isquemia intestinal debido a la existencia de estrangulación, puede detectarse aumento de los niveles de amilasa y otras enzimas presentes en la pared intestinal (lactato deshidrogenasa y fosfatasa alcalina). (Vzquez Gallego & Fernndez Collado, 2004)

Exámenes de Imagen
El diagnóstico radiológico supone el procedimiento auxiliar más importante, el estudio de las imágenes radiográficas puede detectar ya la causa de la oclusión o, por lo menos, la localización.

En un estudio de 103 pacientes con sospecha de obstrucción intestinal, se informó que la sensibilidad de la radiografía simple era del 75%, con una especificidad del 53%, mientras que la tomografía computarizada (TC) tenía una sensibilidad del 92% y una especificidad del 71%. (Daneshmand, Hedley, & Stain, 1999)

Radiografía de Abdomen
La radiografía simple del abdomen es esencial para el diagnóstico de la oclusión y seudooclusión intestinal; puede ayudar en el diagnóstico diferencial entre causa mecánica y dinámica; y puede sugerir la etiología del cuadro. Cuando la obstrucción intestinal es completa, la radiografía simple de abdomen puede ser suficiente para el diagnóstico. En estos casos, es típica la aparición de asas de intestino delgado dilatadas en la parte proximal a la obstrucción (figura 1) y la ausencia o disminución de aire en la zona distal a ésta. (Lappas, Reyes, & Maglinte, 2001)

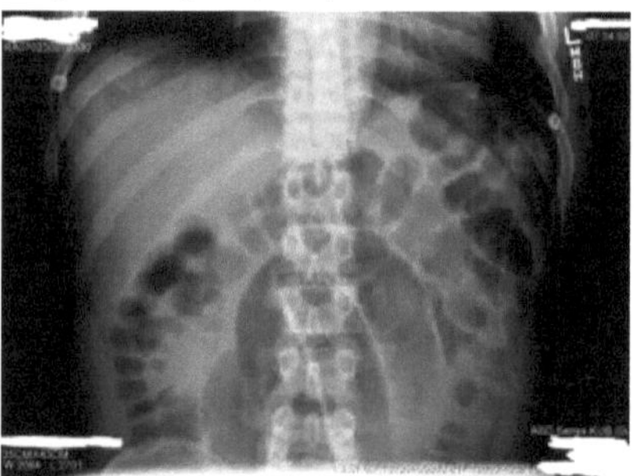

Ilustración 1 Obstrucción a nivel de intestino delgado

La radiografía realizada con el paciente en bipedestación, o con el paciente en decúbito lateral y rayo horizontal, muestra niveles hidroaéreos (figura 2). En fases más avanzadas de la oclusión, la luz del intestino delgado se dilata y las válvulas conniventes se hacen patentes. En fases tardías, si existe estrangulación, el edema de la mucosa y submucosa, asociados a la necrosis determinan la aparición de imágenes con aspecto de impresiones dactilares. La presencia de aire subdiafragmático en bipedestación o aire libre en la cavidad peritoneal en decúbito lateral izquierdo es diagnóstico de perforación intestinal. (Lappas et al., 2001)

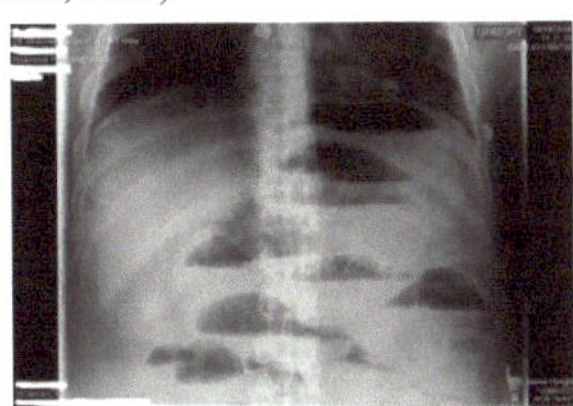

Ilustración 2 Niveles hidroaéreos en obstrucción intestinal

En el íleo paralítico es característico que la dilatación de las asas afecte o pueda afectar a todo el intestino. Sin embargo, la presencia de niveles hidroaéreos hace difícil su diferenciación de la oclusión intestinal.

En ocasiones, la radiografía simple del abdomen puede aclarar la causa de una oclusión intestinal. Así, en pacientes con íleo biliar se observa la presencia de aire en la vía biliar —neumobilia o aerobilia— e incluso puede objetivarse la imagen de un cálculo biliar radioopaco impactado en alguna zona del tracto intestinal (figura 3). En pacientes con vólvulo intestinal, la imagen radiográfica, en grano de café, suele ser suficientemente expresiva para permitir el diagnóstico (figura 4).

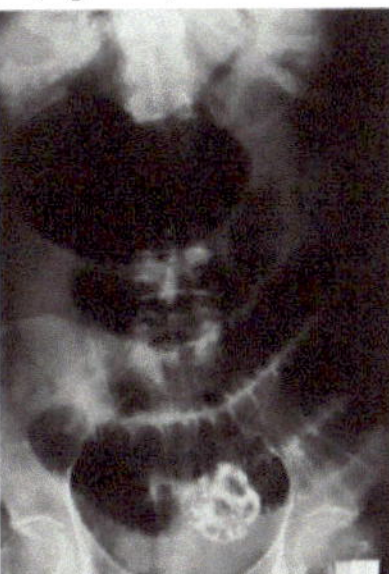

Ilustración 3 Íleo biliar

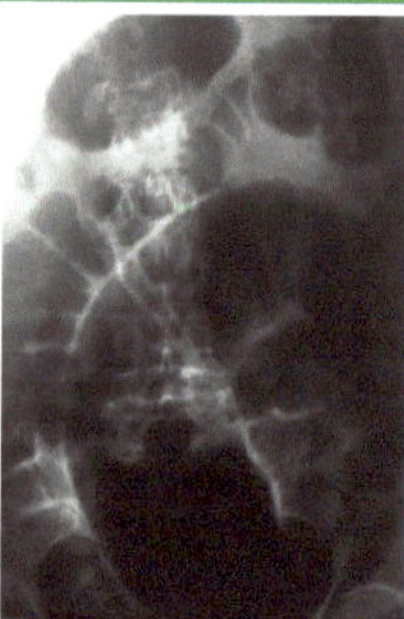

Ilustración 4 Vólvulo de sigma

En los pacientes con oclusión intestinal debe indicarse además una Rx de tórax. Esta exploración permite identificar otras patologías como una neumonía que puede ser tanto la causa del íleo como una consecuencia de este (por aspiración). Además, es útil para valorar el estado cardiopulmonar, previo a una intervención y facilita la detección de aire libre subdiafragmático.

Tránsito Intestinal

Bien sea mediante la ingestión de material radiopaco o por la administración de este a través de sonda. Se pueden utilizar contrastes hidrosolubles, que tienen el inconveniente de que al diluirse con los jugos digestivos pueden dar imágenes no demasiado nítidas y también por su carácter hipertónico pueden aumentar la perdida de líquidos en la luz intestinal. Los medios insolubles, como el sulfato de bario micropaco, gozan de mala prensa en el sentido de poder transformar una obstrucción incompleta en completa por espesamiento de la papilla, cosa poco frecuente; por el contrario dan imágenes mejor contrastadas.

El tránsito intestinal es muy útil en el diagnóstico de las oclusiones del intestino delgado, no solo de su nivel sino también de su naturaleza. Una estenosis con conservación de los pliegues mucosos sugiere compresión extrínseca. (Diaz et al., 2008)

La radiografía baritada que con mayor frecuencia se realiza es la enema opaca, en pacientes con dilatación del colon o del intestino delgado más distal, en quienes se duda del carácter obstructivo o funcional del cuadro clínico. Esta exploración posee también utilidad terapéutica en pacientes, sobre todo niños, con vólvulo de sigma. El estudio baritado del intestino delgado durante la fase aguda es poco útil y no está exento de riesgos. (Diaz et al., 2008) En pacientes con obstrucción intestinal incompleta de causa desconocida, las pruebas radiológicas baritadas, como la enema opaca y, sobre todo, el tránsito baritado intestinal se realizan tras la resolución del episodio oclusivo.

Ecografía de Abdomen
La ecografía del abdomen suele ser poco útil dada la interferencia que supone el incremento de gas abdominal; sin embargo, en casos seleccionados, como en pacientes con una masa abdominal, puede resultar de alguna utilidad diagnóstica. (Jang, Schindler, & Kaji, 2011)

Tomografía de Abdomen
La tomografía axial computarizada (TC) puede aportar información relevante en pacientes con íleo. Permite valorar el retroperitoneo, el sistema urinario y la pelvis, posibilitando la detección de patología que pudiera tener relación con el cuadro oclusivo. Esta prueba permite valorar la existencia y características de masas abdominales, así como el grosor de la pared intestinal, los cambios de calibre entre asas proximales y distales, o si éstas presentan una dilatación difusa y uniforme. (Daneshmand et al., 1999)

Angiografía
La angiografía mesentérica (o la propia TC con técnica de multicorte) pueden ser necesarias si se sospecha una isquemia intestinal. En estos casos, la presencia de un íleo establecido y neumatosis intestinales una señal inequívoca de gangrena. (Diaz et al., 2008)

Colonoscopia
La colonoscopia es la prueba diagnóstica más eficaz para valorar la

existencia de lesiones en el colon. En pacientes con sospecha o diagnóstico cierto de síndrome de Ogilvie se puede realizar durante el episodio agudo, con el fin de descartar lesión orgánica. Además permite realizar una descompresión terapéutica del colon, cuando la descompresión farmacológica (neostigmina) no ha dado buenos resultados. (Diaz et al., 2008)

Tratamiento
Dentro del contexto de una urgencia médico - quirúrgica debe tratarse al paciente en función de la repercusión clínica que produzca, si bien la cirugía es el tratamiento de la mayor parte de los casos de oclusión intestinal, hasta un 80% de las obstrucciones parciales se resuelven con manejo clínico (Diaz et al., 2008), existen varias pautas de tratamiento en función de la etiología del cuadro:

Tratamiento médico conservador
Puede intentarse en casos en que no exista gravedad extrema, sin signos de perforación ni de oclusión completa, sobre todo si existe un diagnóstico de presunción de bridas o síndrome adherencial o bien se trata de un íleo paralítico o una seudooclusión intestinal.

El tratamiento no quirúrgico puede prolongarse hasta 72 horas en ausencia de signos de estrangulación o peritonitis; Se recomienda la cirugía después de 72 horas de tratamiento no quirúrgico sin resolución.

Este tratamiento constaría de:
- Evacuación a un hospital si la clínica es de más de 12 h y existe empeoramiento, aunque se conozca la causa.
- Descompresión intestinal: iniciar con restricción de dieta absoluta y, si el cuadro no mejora, colocar sonda nasogástrica con aspiración continua que se mantendrá hasta recuperar el peristaltismo y solucionar la causa de la oclusión.
- Reducir hernias con suaves maniobras de taxis si no hay signos de estrangulación y siempre con una evolución inferior a 6 h tras la incarceración herniaria.
- Tratamiento de las alteraciones hidroelectrolíticas, sobre todo debe

tratarse la hipovolemia, rehidratando al paciente cuando existen signos de oclusión. La reposición de iones se realizará tras analizar el resultado de la bioquímica, corrigiendo el pH en virtud del resultado de la gasometría.

- Profilaxis y tratamiento de la infección, que se justifica por la alta incidencia de morbimortalidad de la sepsis bacteriana. Se emplean de forma habitual varios antibióticos que con un espectro amplio que cubra anaerobio, por ejemplo: metronidazol más aminoglucósido.
- Si la gravedad es extrema se deberá realizar tratamiento del shock, en unidades de cuidados intensivos. La monitorización de la presión arterial, así como la monitorización cardíaca en pacientes seleccionados (especialmente pacientes de edad avanzada o aquellos con afecciones comórbidas), es importante.
- En caso de oclusiones bajas del intestino grueso, como paso previo a la cirugía si se sospecha neoplasia o bien si se trata de estenosis benignas intraluminales, en algunos centros hospitalarios se vienen empleando prótesis autoexpandibles que se emplazan a través de técnicas de endoscopia o de radiología intervencionista y que solucionan el problema evitando una intervención quirúrgica urgente en los casos concretos en los que está indicada. (di Saverio et al., 2013)

Tratamiento Quirúrgico

Existen varias indicaciones de cirugía: obstrucción mecánica con implicación del mesenterio (estrangulación), sospecha de oclusión mecánica completa, oclusión intestinal con sospecha de origen neoplásico, distensión de ciego, íleo paralítico de causa conocida y con indicación quirúrgica como abscesos peritoneales, peritonitis.

Se ha demostrado que la laparoscopia es segura y efectiva en casos seleccionados de SBO. (Khaikin et al., 2007) Una revisión de ensayos clínicos retrospectivos mostró que la laparoscopía mostró mejores resultados en términos de hospitalización y reducción de mortalidad versus cirugía abierta, pero aún se necesitan ensayos prospectivos, aleatorizados y controlados para evaluar todos los resultados. (Cirocchi, Abraha, Farinella, Montedori, & Sciannameo, 2010)

Los factores pronósticos independientes para la mortalidad incluyeron resección intestinal, enfermedad diseminada, edad avanzada, puntaje más alto de la Sociedad Americana de Anestesiólogos (IV / V), así como la presencia de sepsis, nivel de albúmina por debajo de 3.5 g / dL, hematocrito por debajo del 30%, cirrosis, ascitis e infección del tracto urinario. (Wancata, Abdelsattar, Suwanabol, Campbell, & Hendren, 2017)

1.*Arias Silva, R. (2016). OBSTRUCCION INTESTINAL. REVISTA MEDICA SINERGIA, 1(10), 3–7.*

2.*Cirocchi, R., Abraha, I., Farinella, E., Montedori, A., & Sciannameo, F. (2010). Laparoscopic versus open surgery in small bowel obstruction. Cochrane Database of Systematic Reviews, (2), CD007511. https://doi.org/10.1002/14651858.CD007511.pub2*

3.*Daneshmand, S., Hedley, C. G., & Stain, S. C. (1999). The utility and reliability of computed tomography scan in the diagnosis of small bowel obstruction. The American Surgeon, 65(10), 922–926. Retrieved from http://www.ncbi.nlm.nih.gov/pubmed/10515535*

4.*di Saverio, S., Coccolini, F., Galati, M., Smerieri, N., Biffl, W. L., Ansaloni, L., ... Catena, F. (2013). Bologna guidelines for diagnosis and management of adhesive small bowel obstruction (ASBO): 2013 update of the evidence-based guidelines from the world society of emergency surgery ASBO working group. World Journal of Emergency Surgery, 8(1), 42. https://doi.org/10.1186/1749-7922-8-42*

5.*Diaz, J. J., Bokhari, F., Mowery, N. T., Acosta, J. A., Block, E. F. J., Bromberg, W. J., ... Jerome, R. (2008). Guidelines for Management of Small Bowel Obstruction. The Journal of Trauma: Injury, Infection, and Critical Care, 64(6), 1651–1664. https://doi.org/10.1097/TA.0b013e31816f709e*

6.*Jang, T. B., Schindler, D., & Kaji, A. H. (2011). Bedside ultrasonography for the detection of small bowel obstruction in the emergency department. Emergency Medicine Journal, 28(8), 676–678. https://doi.org/10.1136/emj.2010.095729*

7.*Khaikin, M., Schneidereit, N., Cera, S., Sands, D., Efron, J., Weiss, E. G., ... Wexner, S. D. (2007). Laparoscopic vs. open surgery for acute adhesive small-bowel obstruction: patients' outcome and cost-effectiveness. Surgical Endoscopy, 21(5), 742–746. https://doi.org/10.1007/s00464-007-9212-1*

8.*Lappas, J. C., Reyes, B. L., & Maglinte, D. D. T. (2001). Abdominal Radiography Findings in Small-Bowel Obstruction. American Journal of Roentgenology, 176(1), 167–174. https://doi.org/10.2214/ajr.176.1.1760167*

9.*Loaiza Lucas, Y. B. (2016). OBSTRUCCIÓN INTESTINAL PERFIL CLÍNICO Y COMPLICACIONES EN ADULTOS EN EL HOSPITAL DE ESPECILIDADES DR. ABEL GILBERT PONTÓN EN EL AÑO 2014-2015. Retrieved from http://repositorio.ug.edu.ec/bitstream/redug/33859/1/CD%201344-%20LOAIZA%20LUCAS%20YANINA%20BELEN.pdf*

10.*Maroto, N., Garrigues, V., & Valencia, L. F. (n.d.). Oclusión y seudooclusión intestinal.*

11.*Small-Bowel Obstruction: Practice Essentials, Background, Pathophysiology. (n.d.). Retrieved November 6, 2019, from https://emedicine.medscape.com/article/774140-overview#a5*

12.*Villalobos Pérez, J. de J. (2006). Gastroenterología. Méndez.*

13.*Vzquez Gallego, J. M., & Fernndez Collado, J. J. (2004). Protocolo diagn?stico y terap?utico del s?ndrome de obstrucci?n intestinal. Medicine - Programa de Formaci?N M?Dica Continuada Acreditado, 9(6), 421–426. https://doi.org/10.1016/s0211-3449(04)70052-1*

14. Vzquez Gallego, J. M., & Gil-Olarte Prez, A. (2004). S?ndrome de obstrucci?n intestinal. *Medicine - Programa de Formaci?N M?Dica Continuada Acreditado, 9*(6), 400–408. https://doi.org/10.1016/s0211-3449(04)70049-1

15. Wancata, L. M., Abdelsattar, Z. M., Suwanabol, P. A., Campbell, D. A., & Hendren, S. (2017). Outcomes After Surgery for Benign and Malignant Small Bowel Obstruction. *Journal of Gastrointestinal Surgery, 21*(2), 363–371. https://doi.org/10.1007/s11605-016-3307-8

CAPÍTULO 2 (c.)

Paola Alexandra Palacios Jaramillo
Isquemia Intestinal

Isquemia Intestinal

Introducción

Para hablar de isquemia intestinal debemos conocer la anatomía del intestino incluido su irrigación y drenaje venoso. El intestino primitivo comprende al intestino anterior el cual está constituida por faringe, esófago, estómago, porción descendente del duodeno y sus anexos páncreas y vesícula biliar que esta irrigado en su mayoría por el tronco celíaco. El intestino medio que se continua distal a la ampolla de váter hasta los dos tercios del colon transverso y esta irrigado la arteria mesentérica superior y el intestino posterior desde el tercio distal del colon transverso hasta la parte superior del ano. La isquemia intestinal inicia con la disminución del flujo sanguíneo por lo tanto disminución de aporte de oxígeno y nutrientes, puede ser no oclusiva generalizada cuando el aporte esta disminuido en todo el cuerpo o puede ser oclusiva en caso de trombos, embolia, ateroesclerosis o lesión no ateroesclerótica.

El abundante flujo colateral de las arterias muchas veces tolera incluso la obstrucción de dos arterias principales y es suficiente con una para mantener la irrigación del intestino. El tronco celíaco y la arteria mesentérica superior proporcionan una red colateral con las arterias pancreaticoduodenal superior e inferior mientras que la mesentérica superior e inferior tienen la arteria marginal de Drumont, el arco de Rioland, arterias retroperitoneales y en la parte más inferior las arterias hipogástricas y la red arterial hemorroidal. El flujo sanguíneo que es atribuido a los órganos esplénicos es del 25% del gasto cardiaco y el intestino tiene una variación del 10 al 35% del gasto cardiaco Use the "Insert Citation" button to add citations to this document.

El flujo sanguíneo está regulado de forma hormonal mediante los vasodilatadores óxido nítrico, glucagón y péptido intestinal vasoactivo y de forma neural por el sistema nervioso autónomo, misma que esta estimulada por la digestión de los alimentos el dolor es el principal síntoma desencadenado por la falta de oxígeno con ello isquemia, el daño morfológico del intestino empieza de 30 a 60 minutos después de la oclusión, a los 30 minutos se manifiesta con alteración en la mucosa, posterior y progresivamente se pierde las células epiteliales de las vellosidades.

Concepto

Isquemia intestinal es déficit circulatorio (total o parcial) con respecto a los requerimientos intestinales.

Epidemiologia

Es el 1-2% de las enfermedades gastrointestinales, el 1% de los casos de abdomen agudo, en Estados Unidos la tasa es de 8,6 por 100000 de personas al año y cada vez aumenta llegando hasta 12.9 por 100000 personas por año, teniendo en cuenta el aumento de la edad de la población que tiene una relación estrecha. Representa 1 de cada 1000 ingresos hospitalarios y el 5% de la mortalidad hospitalaria. La isquemia mesentérica aguda en es más prevalente en mujeres que en hombres 3:1; y el 40 al 50% es casada por embolización cardiaca, mientras que el 20 al 25% de las causas es por trombosis crónica reagudizada.

Las causas para trombosis mesentérica venosa son primarias en un 30% como alteraciones en factores de la coagulación y hematológicas: deficiencia de proteína c, de proteína s de antitrombina III, policitemia vera, trombositosis, etc. mientras que las secundarias son el 60% procesos sépticos intrabdominales como apendicitis, pancreatitis, colangitis, diverticulitis, traumatismos, etc.

Tabla 1 Causas e incidencia de isquemia mesentérica aguda.

EMBOLIA DE LA ARTERIA MESENTERICA SUP.	50 %
TROMBOSIS DE LA ARTERIA MESENTERICA SUPERIOR	10 %
ISQUEMIA MESENTERICA NO OCLUSIVA	25 %
TROMBOSIS VENOSA MESENTERICA	10 %
ISQUEMIA FOCAL SEGMENTARIA	5 %

Signos y Sintomas

Se describe la triada clásica de isquemia mesentérica: con dolor abdominal más vaciamiento intestinal (vómitos y diarreas) y enfermedad cardíaca subyacente.

El dolor abdominal es el síntoma con mayor frecuencia de presentación entre el 85% y el 90%, es intenso difuso, si es causado por un embolo este síntoma marca el inicio de la patología, pero si es causado por trombo seguramente hay episodios anteriores de angina intestinal. Es un dolor desproporcionado en relación al examen físico ya que se presenta sin reacción peritoneal al inicio.

El vómito es otro síntoma que a menudo se presenta con una frecuencia de 75% a 82% y la diarrea sanguinolenta se presenta con menos frecuencia del 57% al 70% de los casos la misma es causada por desprendimiento de la mucosa.

En la trombosis venosa mesentérica la sintomatología es más insidiosa y con antecedente de hipercoagulabilidad o insuficiencia vascular.

En isquemia mesentérica no oclusiva la sintomatología de inicio es gradual y son más leves, podría iniciar como dolor periumbilical seguido de dolor constante acompañado de distensión abdominal e intolerancia digestiva, casi siempre se presenta en pacientes ancianos cardiópatas que toman medicación que produce vasoconstricción, el dolor abdominal es el único síntoma en el 70% de estos pacientes.

En la isquemia intestinal crónica desarrollan una importante red colateral con lo cual es característico el dolor abdominal unos 15 minutos después de la ingesta de alimentos, manifiestan el miedo a la ingesta de alimentos y se evidencia la disminución de peso.

Al examen físico en la inspección puede observarse un abdomen distendido, a la palpación doloroso difuso al inicio sin signos de reacción peritoneal y si se presenta solo se evidencia en el 17% de los ingresos por emergencia, pero cuando hay reacción peritoneal es signo característico de necrosis y perforación intestinal, como sintomatología no patognomónica de la patología la fiebre, hipotensión y síntomas de respuesta inflamatoria sistémica.

Examenes Complementarios

Los exámenes de laboratorio no son específicos en esta patología en la biometría hemática puede evidenciarse hemoconcentración y leucocitosis, la acidosis metabólica por el metabolismo anaerobio, el incremento del lactato el incremento de la amilasa la hiperpotasemia y la hiperazoemia en estados avanzados.

El examen de imagen más simple es la radiografía simple de abdomen en el cual se podría observar imágenes de obstrucción de intestino delgado con edema de la pared intestinal con signos de neumatosis intestinal y la imagen de vidrio deslustrado, más el 25% de las radiografías son normales, falsos negativos.

La ecografía doppler es un examen no invasivo que detecta más del 70% de las estenosis de la arteria mesentérica superior con una precisión del 96%. Es utilizada para la valoración posterior a la revascularización. Los resultados son dependientes de las características del paciente y al ser operador dependiente también tiene resultados variables.

La tomografía con contraste intravenosos tiene una alta sensibilidad sin embargo la tomografía helicoidal multicorte la supera y más aún la angiotomografía es más útil que la convencional ya tiene una visualización de las arterias del Tronco Celiaco, Arteria mesentérica superior, arteria mesentérica inferior y la vena porta, tiene una mejor visualización del estado de las asas intestinales y también es útil para descartar otra causa del dolor abdominal. Angiografía por resonancia magnética es también un estudio de imagen importante pero más costoso, tiene mejor sensibilidad en isquemia mesentérica crónica. Y como último recurso se debe considerar la laparoscopia diagnostica cuando no hay un diagnóstico claro.

Tratamiento

El objetivo principal es restablecer el flujo sanguíneo adecuado al intestino para evitar la necrosis, lo cual es logrado con un diagnóstico rápido y oportuno. Como medidas generales se evitar la ingesta de alimento o líquidos, sonda nasogástrica, líquidos intravenosos (cristaloides) monitorizar la diuresis, administrar antibióticos de amplio espectro y en lo posible evitar fármacos vasoconstrictores.

Quirúrgicamente la revascularización es el objetivo mediante embolectomía, by-pass, en el intraoperatorio se verificará el estado de las asas intestinales mediante las características de las mismas, el color, el pulso, el peristaltismo, el eco doppler podría ser de gran utilidad; una vez revascularizado se decide la resección del área infartada, si hay alguna duda de la vitalidad se realizará una segunda intervención en 24 a 48 horas para verificar el estado de las asas.

En trombosis venosa mesentérica se debe anticoagular cuando sucede el primer episodio durante 3 a 6 meses y si es el segundo episodio el tratamiento será el resto de su vida. El uso de las heparinas ha demostrado aumentar la supervivencia evitar la recurrencia y disminuir la progresión del trombo.

**Tratamientos Especificos Según la Patologia Obstructiva Vascular
Isquemia Mesenterica Aguda**
El éxito del tratamiento depende del diagnóstico oportuno y la rápida instauración del tratamiento en estudios se menciona que la mortalidad posterior al tratamiento quirúrgico es desde el 50% hasta el 80%; sin embargo, en pacientes que no requiere tratamiento quirúrgico y menores de 60 años la mortalidad es del 15% aproximadamente. La arteria mesentérica superior es la que se afecta con mayor frecuencia por menor ángulo obtuso de la misma y el fácil alojamiento del embolo.

 En las isquemias producidas por émbolos lo objetivos del tratamiento son la revascularización y recuperar la vitalidad del intestino. En la laparotomía exploratoria se trata de reestablecer el flujo vascular y posterior la resección del intestino no viable, y si hay duda se debe realizar una nueva revisión de 24 a 48 horas posterior al primer procedimiento.

El tratamiento definitivo de revascularización es la embolectomía quirúrgica mediante la exposición de la raíz del mesenterio en donde se identifica la arteria mesentérica superior y se realiza la arteriotomía transversa y extracción del coágulos distal o proximal con un catéter fogarty con la evidencia inmediata de cambios en la coloración y pulsos presentes en el intestino previamente mal perfundido. De forma concomitante se debe iniciar tratamiento para la patología de base problemas cardiacos más la anticoagulación. Si un paciente este clínicamente estable sin signos de reacción peritoneal la terapia lítica y papaverina mediante intervencionismo es el tratamiento de elección.

En el caso de trombosis aguda la etiología es orificial es decir a nivel de la salida de la aorta a diferencia de los émbolos en donde se encuentra después de las ramificaciones yeyunales a nivel de la cólica media. La extracción del embolo no da buenos resultados en esta patología, se la debe tratar como obstrucción crónica agudizada con derivaciones aortomesentéricas, iliomesentéricas o endarterectomía), otra intervención más invasiva es laparotomía con o sin resección intestinal más colocación de stent. Posterior a la revascularización se debe valorar la vitalidad del intestino y si hay duda de la vitalidad la revisión en una segunda intervención debe realizarse. En el caso de las derivaciones quirúrgicas la mortalidad esta entre el 35% y 45% y aumenta con factores como la edad, enfermedades cardiacas previas y la necesidad de resección.

Isquemia Mesenterica No Oclusiva

Es una isquemia que se produce por espasmo debido a estimulación simpática y no por obstrucción mecánica. Los pacientes en los cuales se debe sospechar esta patología son aquellos con enfermedades cardiacas en tratamiento con digoxina, alfa agonista, vasopresina; enfermedad renal terminal, sepsis y la inestabilidad hemodinámica. La angiografía es el método de elección para el diagnóstico. El objetivo del tratamiento es aumentar el gasto cardiaco y superar el vasoespasmo, mediante la arteriografía se confirma el diagnóstico y la ubicación exacta del vasoespasmo con lo cual se decide inyectar directamente papaverina 30 a 60 mg/h y al mismo tiempo se debe anticoagular sistémicamente, si hay peritonismo se debe explorar la cavidad abdominal. En caso de tratamiento con vasodilatadores se debe realizar una arteriografía de control a las 12 horas y a las 24 horas.

Trombosis Venosa Mesenterica

Es solo el 10% de las isquemias mesentéricas agudas, son más frecuentes en pacientes jóvenes entre 50 y 60 años de edad, con estados procoagulantes y la sintomatología es insidiosa y de progresión lenta en días. El tratamiento depende de la gravedad de la enfermedad la reanimación con líquidos intravenoso, nada por vía oral y anticoagulación, el tratamiento quirúrgico debe realizarse la resección parcial del intestino con gangrena y prevención de la propagación del coagulo. El tratamiento con anticoagulación se debe realizar con HBPM o heparinas no fraccionadas y posterior a ello se debe cambiar a warfarina. La trombectomia y la terapia lítica en el tratamiento. La mortalidad posterior a una resección intestinal por isquemia mesentérica debido a trombosis mesentérica venosa es del 50%, como consecuencia del tratamiento la mayoría de ellos presentan síndrome de intestino corto y con anticoagulación de 3 a 6 meses o de por vida.

Isquemia Mesenterica Cronica
Los objetivos del tratamiento son aliviar el dolor, restaura la digestión normal y evitar el infarto, el tratamiento depende del paciente y su patología hay dos tipos de tratamientos procedimientos abiertos o endovasculares. La colocación de stent es el procedimiento endovascular de elección para pacientes que clínicamente no son candidatos para recibir anestesia general y en aquellos en los que el diagnostico no es claro. La tasa de éxito de este procedimiento es de 90% pero tienen una tasa de estenosis de 20% al 30% al año posterior al tratamiento por lo cual se recomienda estudios doppler durante el primer año.

Las derivaciones pueden ser anterógrados o retrógrados, dependiendo de estudios contrastados realizados previamente como angiotomografía, las opciones anterógradas son aorta supraceliaca y retrogradas infrarenal e iliaca.

Las anterógradas; la aorta supraceliaca es abordadas por una incisión media o de chevron se expone los pilares diafragmáticos, el esófago se identifica con sonda y se retrae hacia la izquierda junto al estómago y se secciona el ligamento arqueado para identificar la aorta; se realiza un bypass con vena safena o injerto protésico desde la aorta hasta la arteria mesentérica superior si es el caso; antes del procedimiento el paciente debe ser sistémicamente heparinizado. El paso del injerto es retropancreatico y se puede realizar la anastomosis termino-terminal o termino-lateral.

Las retrogradas se exponen mediante la movilización del colon transverso hacia superior y el intestino delgado hacia superior y derecha de la cavidad abdominal, se expone la arteria mesentérica superior ubicando el ligamento de treitz, se realiza con prótesis desde la aorta infrarenal o iliaca hasta la mesentérica afectada, hay reportes de permeabilidad en 1 a 3 años del 80% al 100%. La endarterectomía es un procedimiento adecuado cuando hay contaminación abdominal y resulta peligroso colocar injertos o cuando hay dos áreas de influjo.

Pronostico

La mortalidad es alta se ha demostrado que en isquemia mesentérica aguda es del 60% al 80%, mientras que en trombosis mesentérica venosa en un poco menor 40%. La supervivencia se base al tiempo de diagnóstico si se diagnostica en menos de 24 horas la supervivencia es del 60% y si es más de 24 horas es del 30%.

1.Charles J. Veo _ Jeffrey B. Matthews, Cirugía del Tracto Alimentario de Shaekelford, Seventh Edition, ELSEVIER, Edision 2016

2.F. Charles Brunicardi. Schwartz Principios de cirugía décima edición, 2015.

3.Use the "Insert Citation" button to add citations to this documen Miguel A. Montoro. Isquemia Intestinal. Unidad de Angiologia y Hepatologia. España 2012.

4.M.LM Rio Sola, Isquemia Mesentérica Aguda, diagnóstico y tratamiento, Revista de Angiologia Elsevier, 2015.

5.Raphael Wurm1, Anna Cho1, Henrike Arfsten1, Non-occlusive mesenteric ischaemia in out of hospital cardiac arrest survivors. The European Society of Cardiology 2017.

6.S. Acosta and M. Bjo¨ rck. Modern treatment of acute mesenteric ischaemia. Sk°ane University Hospital, 2013.

7.Shota Maezawa, Motoo Fujita, Takeaki Sato and Shigeki Kushimoto. Delayed intestinal stricture following non-resectional treatment for non-occlusive mesenteric ischemia associated with hepatic portal venous gas: a case report. 2015.

CAPÍTULO 2 (d.)

Marco Fabricio Bombón Caizaluisa
Fistulas Enterocutáneas

Fistulas Enterocutáneas
Introducción
El desarrollo de una fístula enterocutánea es un problema grave que puede enfrentar cualquier cirujano durante el ejercicio de su profesión, con repercusiones físicas y emocionales grandes, tanto para el paciente y sus familiares como para el médico y la institución de salud donde se trata.

El 75-90% de las fístulas se presenta como una complicación postoperatoria, con una incidencia de 0,8-2% en las cirugías abdominales (Wainstein, 2014).

Se atribuye a las fístulas enterocutáneas una mortalidad del 15-37%, la que asciende aún más y puede superar el 60% cuando se asocia con factores agravantes como la sepsis, la desnutrición y el desequilibrio hidroelectrolítico (Vincench, 2012) .

La fístula enterocutánea es la forma más común de las fístulas intestinales. Es una patología que obliga la estancia hospitalaria prolongada debido a complicaciones como desequilibrio hidroelectrolítico, desnutrición, desajustes metabólicos y sepsis. Se ha reportado que el sitio más frecuente de formación de fístulas es el intestino delgado, especialmente en íleon. En general, las fístulas de gasto alto tienen mayor mortalidad que las de bajo gasto. La principal causa de muerte en estos pacientes continúa siendo la sepsis que llega a ser hasta del 85% . La desnutrición está presente en el 55-90% de los pacientes con FEC y tiene como consecuencia la mortalidad de más del 60% de los casos. El apoyo nutricional es parte esencial en el manejo, ya que favorece la función intestinal, inmune, promueve la cicatrización y disminuye el catabolismo (Rodriguez, 2014).

Definición
Se define como fistulas entero cutáneas (FEC) a la comunicación anormal entre dos superficies epitelializadas, es decir entre dos órganos huecos o bien entre un órgano hueco y la piel (Wainstein, 2014).

La fístula enterocutánea es la unión anormal entre el interior del tracto intestinal y la piel; son varias las patologías que las pueden producir, pero la mayoría se producen como complicaciones de una cirugía previa. El 20-30%

son secundarias a enfermedad de Crohn, bien por aparición espontanea o bien como complicación de una cirugía, las causas menos frecuentes son los cuerpos extraños, la radiación, la patología infecciosa como la tuberculosis o el Actinomyces, las neoplasias, etc (Duran, 2019).

Etiología

Pueden formarse por diferentes mecanismos:

1.Congénitas: Por errores en el desarrollo embriológico prenatal, debido a la falla en la obliteración del conducto onfalomesentérico, son raras y de localización umbilical.

2.Adquiridas: Producidas por múltiples causas, generalmente con un componente infeccioso que las origina o las mantiene. Según su mecanismo de formación pueden dividirse en: a) Fístulas traumáticas: producidas por traumas abiertos o cerrados, incluyen los provocados por cuerpos extraños como espinas, objetos metálicos y otros, que actúan desde el interior del tubo digestivo. b) Fístulas inflamatorias: antes del advenimiento de los antibióticos eran la manifestación final de un plastrón diverticular, apendicular o vesicular. Incluye las fístulas asociadas a la enfermedad de Crohn. c) Fístulas neoplásicas: causadas habitualmente por un carcinoma, ya sea por la invasión directa o por obstrucción con perforación proximal, formación de absceso y posterior fistulización. d) Fístulas postradioterapia: por alteraciones vasculares que ocasionan isquemia, que favorecen la contaminación bacteriana y la fistulización. e) Fístulas postoperatorias: constituyen el grupo más común, aparecen en el 0.8-2% de las intervenciones abdominales, comunican con la piel y siguen generalmente el trayecto de un drenaje o a través de la herida laparotómica (Vincench, 2012).

Fisiopatología

Las Fistulas enterocutáneas de intestino delgado ocurren postcirugía, en el 75%-85% de los casos, debido a dehiscencia de anastomosis o a fallas en los sitios de restauración de enterotomías, como resultado de errores técnico-quirúrgicos, flujo de sangre deficiente, tensión de la anastomosis, obstrucciones distales, presencia de enfermedades y fallas en la cicatrización. El adecuado proceso de cicatrización es fundamental para evitar la presencia de una fístula. Durante las fases de hemostasis hasta la de proliferación, el proceso se caracteriza por una gran actividad metabólica, para permitir la proliferación extensiva de células inflamatorias, epiteliales, endoteliales para angiogénesis, y fibroblastos que depositarán colágeno (Rodríguez, 2014).

Clasificación

1.- En función del tramo digestivo implicado podemos definir los siguientes tipos de fistula:
- Proximal:
- gástrica
- duodenal
- yeyunal
- íleon proximal
- Distal:
- íleon distal
- colon

2.- En función del debito diario que presenta la fistula, podemos encontrar:
- Bajo débito (menos de 200ml/día)
- Débito moderado (entre 200 y 500 ml/día)
- Alto débito (más de 500 Ml/día)

En el caso particular de las fistulas secundarias a enfermedad de Crohn podemos clasificarlas en:
- Tipo 1 (cuando no hay evidencia de enfermedad activa).
- Tipo 2 (fistulas mas complejas asociadas a abscesos intraabdominales) (Leang, 2018). (Duran, 2019).

Características Clínicas

Su presentación clínica depende del origen de la fístula. Estas pueden presentarse como drenaje a través de la herida quirúrgica, diarrea, fecaluria o sangrado gastrointestinal. Es importante distinguir una infección de sitio quirúrgico en el periodo post operatorio de la fístula, usualmente estas se presentan con dolor abdominal, distensión, fiebre, signos de sepsis abdominal en los primeros siete a diez días post operatorios, confirmando el diagnóstico al documentar el drenaje de material intestinal a través de la herida, en cuyo caso el diagnóstico es obvio (Gutierrez, 2017).

Diagnóstico

El diagnóstico de la aparición de una fistula intestinal externa es en principio, semiológico y para dar un tratamiento adecuado es necesario un conocimiento tanto de la condición clínica del paciente como de las características propias de la fistula (Wainstein, 2014).

En el caso de las fístulas postoperatorias, la aparición de contenido intestinal a través de la herida o a través de un drenaje nos da el diagnóstico inicial de fístula enterocutánea o fístula enteroatmosférica. No obstante, el diagnóstico definitivo se realizará tras la demostración de una conexión anormal entre el tubo digestivo y la piel o la herida.

La tomografía computarizada (TC) de abdomen sería la primera opción para estos pacientes. Con esta prueba podemos evidenciar la anatomía de la fístula, demostrar la existencia de abscesos abdominales o colecciones asociadas, áreas de obstrucción intestinal distales a la fístula, etc. En los casos en los que existan dudas clínicas o con la TC sobre la existencia de una fístula, podemos recurrir a su diagnóstico mediante un estudio gastrointestinal con contraste (tránsito intestinal o enema opaco en función de la sospecha del tramo intestinal afecto) (Duran, 2019).

La tomografía de abdomen con o sin contraste demuestra la anatomía de la fístula, abscesos intraabdominales asociados, colecciones, áreas de destrucción distal y neumobilia en el caso de fístulas a la vesícula o la vía biliar (Gutiérrez, 2017).

Como alternativa, en los casos de fístula enterocutánea o enteroatmosférica bien establecida, en los que no existen datos de sepsis asociada, podemos recurrir a una fistulografía inyectando contraste hidrosoluble en el trayecto fistuloso a través del orificio externo para descartar que existan tramos de obstrucción intestinal a nivel más distal, pero esta técnica raramente nos permite identificar el origen específico de la misma (Duran, 2019).

Tratamiento

El tratamiento de una fístula enterocutánea puede variar en función del criterio de cada médico pero se basa en principios comunes como:

- Corregir el desequilibrio Hidroelectrolítico.
- Combatir la sepsis.
- Mejorar el estado nutricional.
- Controlar el flujo de la fistula y proteger la herida.
- Aguardar la posibilidad del cierre espontaneo o realizarlo mediante cirugía. (Evenson, 2006).

El manejo médico habitual de las FEC, incluye la administración de inhibidores de la motilidad, así como antagonistas de los receptores de la H2 o inhibidores de la bomba de protones. El cierre espontáneo ocurre en un 20-75% de los casos, siendo necesario recurrir a la cirugía cuando fracasa el tratamiento conservador . Algunos autores señalan que más del 90% de las fístulas de intestino delgado se cierran en el plazo de 1 mes una vez controlada la infección ; si la fístula permanece después de 2 meses, el cierre espontáneo es improbable, y debe plantearse el cierre quirúrgico (Irles,2008).

Manejo Inicial
Balance Hidroelectrolítico
Resulta necesario tener en cuenta las pérdidas hidroelectrolíticas que estos pacientes presentan y corregir los estados de hipovolemia y alteraciones electrolíticas. La hipocaliemia es el déficit electrolítico más frecuente por lo que la correcta reposición debe de realizarse con suero salino isotónico y suplementos de potasio. Es necesario realizar mediciones seriadas de los electrolitos en suero para su correcta reposición. En fístulas de alto débito, debe tenerse en cuenta el débito exacto de la misma, para realizar una correcta administración de fluidos. En fístulas duodenales o pancreáticas debemos tener en cuenta que el paciente precisa la reposición de bicarbonato para así evitar la acidosis metabólica (Duran, 2019).

Combatir la Sepsis
En ocasiones la fístula se asocia a la aparición de abscesos intraabdominales como consecuencia de una perforación gastrointestinal; otras veces existe un importante componente de celulitis asociado a la fístula o una fístula incompletamente drenada. Es necesario su identificación precoz y su correcto tratamiento con antibióticos asociado o no al drenaje percutáneo o quirúrgico. En el caso de encontrarnos ante un paciente con sepsis y

desarrollo progresivo de fallo multiorgánico, deberemos valorar la indicación de cirugía urgente para el control del foco de infección. En los casos en los que exista una fístula enteroatmosférica profunda en el que el contenido entérico se vierta a la cavidad abdominal, está indicada la cirugía urgente con el fin de intentar realizar una derivación (Duran, 2019).

Estado Nutricional
La meta principal del tratamiento nutricio es el restaurar la integridad del TGI, proveer un adecuado aporte de energía, macro y micronutrimentos para prevenir y/o corregir la desnutrición, el DHE y promover la cicatrización, minimizando la morbimortalidad (Evenson, 2006).

En los momentos iniciales en los que se identifica y se diagnostica la fístula, es necesario mantener al paciente en dieta absoluta con una nutrición parenteral total (Polk,2012).

 A la hora de calcular las necesidades nutricionales debemos tener en cuenta que los pacientes con peritonitis, abdomen abierto o fístulas de alto débito tienen mayores requerimientos nutricionales oscilando en un rango de 20 a 30 kcal/Kg/día de carbohidratos y grasas y de 0,8 a 2,5 g/Kg/ día de proteínas.

La administración de ácidos grasos omega-3 mejora la función inmune. Aunque la terapia con ácidos grasos omega-3 ha demostrado mejorar la infección en intervenciones quirúrgicas abdominales y en pacientes en unidades de cuidados intensivos, no existen estudios sobre los efectos de esta terapia en la fístula enterocutánea o enteroatmosférica. Si el débito de la fístula es bajo o moderado, podemos iniciar nutrición enteral. Esta modalidad de nutrición es preferible ya que a través de la misma conseguimos la "nutrición enterocitaria", por lo que se impide la atrofia vellositaria, se preserva el efecto de barrera de la mucosa intestinal y conservamos la función inmunológica y hormonal del intestino (Duran, 2019).

Control del débito intestinal. Terapia farmacológica
En ocasiones, debemos recurrir a fármacos para el control del débito intestinal. Los análogos de la somatostatina y los fármacos antidiarreicos

pueden reducir el débito de las fístulas intestinales. La loperamida y el difenoxilato son fármacos antidiarreicos útiles para controlar el débito de la fístula (Duran, 2019).

La somatostatina puede disminuir el débito de la fístula pero su uso en la práctica clínica es limitado debido a la corta vida media del fármaco. Su análogo, el octreotide, con una vida media de dos horas, reduce las secreciones intestinales y facilita la absorción de agua y electrolitos. Una revisión sistemática indica que el uso de los análogos de la somatostatina en la fístula enterocutánea reduce la duración de la fístula y la estancia hospitalaria (Coughlin, 2012).

AGENTE	DOSIS
LOPERAMIDA	HASTA 4 MG CUATRO VECES AL DIA
DIFENOXILATO	2.5 MG A 5 MG HASTA CUATRO VECES AL DIA
TINTURA DE OPIO	0.3 A 1 ML CUATRO VECES AL DIA
CODEINA	15 A 100 MG CUATRO VECES AL DIA
IBP	DOSIS VARIABLE

Modificado de: (Gutiérrez, 2017).

Control local de la Herida

En el caso de la fístula enterocutánea, el control local de la herida suele resultar muy sencillo ya que el efluvio intestinal fluye a través de un único orificio el que resulta relativamente fácil rodear de una bolsa de ostomía para recoger el contenido de la fístula. No obstante, los cuidados de la piel alrededor del orificio son fundamentales ya que el contacto continuo con el contenido intestinal puede producir una abrasión química de la piel que impida una correcta colocación de la bolsa y problemas en cuanto a fijación de la misma. Estos cuidados responden a los mismos principios de los cuidados de una ileostomía o una colostomía (Martinez, 2008).

Estoma Flotante

En el año 2002 se propone por primera vez la idea de un "estoma flotante". Se describe un dispositivo consistente en la protección del lecho de la herida con una bolsa de recubrimiento intestinal fijada desde los alrededores de la fístula hasta los bordes externos de la herida y sobre esta, una bolsa de ostomía que recoja el contenido intestinal. Posteriormente esta idea ha sido perfeccionada con la introducción de la terapia de presión negativa (TPN) en el manejo de grandes heridas (Subramanian, 2002).

Tratamiento Definitivo
Indicaciones para el Manejo Quirúrgico
Se ha planteado que los pacientes necesitan intervención quirúrgica cuando no se ha logrado el cierre de la fístula después de cinco a seis semanas de manejo conservador. Si el manejo será quirúrgico se recomienda retrasar lo más posible el procedimiento para evitar enterotomías, además se recomienda realizar estudios de imagen para asesorar el control de focos sépticos (Johnson,2010).

La tasa de cierre espontáneo de la fístula, varía en función de la causa y el volumen de la misma. Los factores que influyen de forma positiva en el mismo son la etiología médica, el bajo débito, la no existencia de complicaciones asociadas, un estado nutricional adecuado, la ausencia de sepsis y un defecto de la pared intestinal menor de 1 cm. Existen condiciones clínicas que impiden el cierre de la fístula como son la obstrucción distal, el tracto fistuloso epitelizado y corto, la infección y la malignidad. Aproximadamente un tercio de las fístulas enterocutáneas tendrán un cierre espontáneo en 5-6 meses con medidas conservadoras. En general, las fístulas de bajo débito, trayectos largos y en intestino delgado proximal, tienen mayor probabilidad de cerrarse con actitud conservadora. Mientras que el débito de la fístula disminuya gradualmente y el trayecto fistuloso muestre signos de cicatrización, debemos evitar la cirugía (Duran, 2019).

Técnica Quirúrgica para la Cirugía Definitiva
Los estudios actuales que analizan la técnica quirúrgica para el manejo de fístulas entéricas, son generalmente estudios de baja calidad estadística debido a la variabilidad de los casos y en el manejo perioperatorio del paciente y al escaso número de pacientes incluido (Owen, 2013).

No obstante, tenemos que tener claro los principios fundamentales de la cirugía que son la resección del segmento intestinal involucrado en la fístula, el restablecimiento de la continuidad intestinal y la reconstrucción de la pared abdominal (Schecter,2009).

Del mismo modo, es fundamental durante la cirugía realizar una adhesiolisis muy cuidadosa que evite nuevas lesiones intestinales iatrogénicas. La incisión debe de realizarse por el lugar del abdomen que sospechemos que vaya a estar menos bloqueado, siempre lateral a la zona de la fístula. Tras la incisión, debemos de estar preparados para una extensa adhesiolisis que en ocasiones dura horas y que normalmente requiere la liberación de todo el paquete intestinal desde el ligamento de Treitz hasta la válvula ileocecal. Cuando nos encontremos ante un área de adherencias densas que nos resulten difíciles de liberar sin dañar el segmento intestinal involucrado, podemos utilizar algunos recursos técnicos como son la inyección de suero salino isotónico en las áreas de adherencias o la colocación de una esponja empapada de antibiótico en la zona que podría ser cefazolina (Hu, 2014).

Una vez identificado el segmento intestinal afectado debe de realizarse la resección del mismo en bloque con la piel respetando la mayoría de tejido sano posible para facilitar la posterior reconstrucción de la pared abdominal. Las resecciones en cuña de la fístula deben de reservarse solo para pacientes con riesgo de presentar síndrome de intestino corto. Tras la resección, se procede al restablecimiento de la continuidad intestinal realizando las anastomosis necesarias. Debe de revisarse de forma exhaustiva el intestino y comprobar que no existen enterostomías que hayan pasado inadvertidas durante la adhesiolisis o grandes deserosamientos y en caso de encontrar alguno, deben de ser cuidadosamente reparados (Burlew, 2011).

BIBLIOGRAFÍA

1.Rodríguez A. *Terapia nutricia en fistula enterocutánea; de la base fisiológica al tratamiento individualizado. Nutr Hosp. 2014;29:37-49.*

2.Gutiérrez U, Santes O, Morales J. *Fistulas enterocutaneas: actualidades sobre el diagnostico y el tratamiento. Rev Mexicana de Cirugía del Aparato digestivo 2017; 6: 120-127.*

3.Duran V, Tallon L, Tinoco J. *Actualización sobre el manejo de la fistula enterocutánea y fistula enteroatmosférica. Cir Andal. 2019;30(1):40-47.*

4.Polk TM, Schwab CW. *Metabolic and nutritional support of the enterocutaneous fistula patient: a three-phase approach. World J Surg 2012; 36:524-533.*

5.Burlew CC, Moore EE, Cuschieri J, et al. *Sew it up! A Western Trauma Association multi-institutional study of enteric injury management in the postinjury open abdomen. J Trauma 2011; 70:273-277.*

6.Hu D, Ren J, Wang G, et al. *Persistent inflammation-immunosuppression catabolism syndrome, a common manifestation of patients with enterocutaneous fistula in intensive care unit. J Trauma Acute Care Surg 2014; 76:725-729.*

7.Subramaniam MH, Liscum KR, Hirshberg A. *The Floating Stoma: A New Technique for Controlling Exposed Fistulae in Abdominal Trauma. J Trauma. 2002;53(2):386-388.*

8.Wainstein D, Irigoyen M, BENINKA E. *Fistulas enterocutáneas. Enciclopedia Cirugía Digestiva. 2014; 255: 1-29.*

9.Schecter WP, Hirshberg A, Chang DS, et al. *Enteric fistulas: principles of management. J Am Coll Surg 2009; 209:484-491.*

10.Coughlin S, Roth L, Lurati G, Faulhaber M. *Somatostatin analogues for the treatment of enterocutaneous fistulas: a systematic review and metaanalysis. World J Surg 2012; 36:1016-1029.*

11.Owen RM, Love TP, Perez SD, et al. *Definitive surgical treatment of enterocutaneous fistula: outcomes of a 23-year experience. JAMA Surg 2013;148:118-126.*

12.Martínez JL, Luque-de-León E, Mier J, et al. *Systematic management of postoperative enterocutaneous fistulas: factors related to outcomes. World J Surg 2008; 32:436-443*

13.Evenson A, Fischer JE. *Current Management of Enterocutaneous Fistula. J Gastrointestinal Surg. 2006;10: 455-464*

14.Johnson E, Tushoski P. *Abdominal Wall Reconstruction in patients with Digestive Tract Fistulas. Clin colon Rectal Surg 2010; 23(3): 195-208.*

15.Vincench M , Perez A , Morales A. *Nuevos enfoques en el tratamiento de las fistulas enterocutáneas. Surg CCM 2012; 16(1): 1-10.*

CAPÍTULO 2 (e.)

Erika Johanna Martínez Oviedo

Sindrome de Intestino Corto

Sindrome de Intestino Corto

La resección intestinal se practica a causa de muchas enfermedades y, por lo general, se acompaña de una morbilidad mínima. Sin embargo, cuando la extensión de la resección es considerable, se presenta un trastorno que se conoce como síndrome de intestino corto. Este síndrome se definió en forma arbitraria como la presencia de menos de 200 cm de intestino delgado residual en pacientes adultos. Es aplicable más ampliamente una definición funcional, en que la capacidad de absorción intestinal insuficiente da por resultado las manifestaciones clínicas principales de diarrea, deshidratación y desnutrición.

En raras ocasiones es congénito, como la enfermedad de inclusión de microvellosidades. Puede ocurrir a cualquier edad desde los recién nacidos hasta los ancianos. En adultos, varias son las situaciones desencadenadas por enfermedades previas que requieren resección y otras agudas como en caso de traumatismos. Las causas más comunes de síndrome de intestino corto son isquemia mesentérica aguda, neoplasia maligna, enteritis por radiación y enfermedad de Crohn. En pacientes pediátricos, son atresia intestinal, vólvulo y enterocolitis necrosante.

El 75% de los casos se debe a la resección de un tramo grande de intestino delgado en una misma operación; es característico de enfermos con isquemia mesentérica aguda que presentan infarto intestinal; y 25% de los casos resulta de los efectos acumulativos de múltiples operaciones durante las que se reseca intestino delgado, patrón característico de pacientes con la enfermedad de Crohn en quienes se desarrolla síndrome de intestino corto. (Schwartz, 2010, p1010.)

Fisiopatología y Cuadro Clínico

La consecuencia principal de una resección intestinal extensa es la pérdida del área de superficie de absorción, que conduce a la malabsorción de macronutrientes, micronutrientes, electrólitos y agua. Se origina absorción deficiente cuando se reseca más de 50 a 80% del mismo.

La conservación total o parcial de colon funcional es muy importante para la absorción de nutrientes, ya que éste es capaz de reabsorber los compuestos (ácidos grasos de cadena corta) producidos durante la fermentación bacteriana de las proteínas y los hidratos de carbono malabsorbidos, así como de líquidos y electrólitos. Se ha estimado que este proceso digestivo permite recuperar hasta 1000 kcal/ día de aporte energético. Así también, la válvula ileocecal retrasa el tránsito de quimo del intestino delgado al colon, prolongando el tiempo de contacto entre nutrimentos y la mucosa de absorción del intestino delgado por lo que con una válvula ileocecal intacta habrá una mejor absorción.

Otra cosa que cabe mencionar es que, la resección del yeyuno se tolera mejor que la del íleon porque la capacidad de absorción de sales biliares y vitamina B12 es específica de este último. Cuando se efectúa una resección ileal, se rompe la circulación enterohepática de ácidos biliares (incremento del ingreso de sales biliares al colón), y se desarrolla diarrea colerética o esteatorrea en función de la longitud de la resección (superior o inferior a 100cm) lo que causa a su vez estimulación de la secreción de líquidos y electrolitos. La diferenciación entre estas dos formas de diarrea tiene implicaciones terapéuticas importantes, ya que la primera responde a la colestiramina, mientras que la segunda puede agravarse con este fármaco y mejora, en cambio, al sustituir la grasa dietética por triglicéridos de cadena media, que se absorben de manera directa.

En el ser humano normal, más de un 90% de los procesos de digestión y absorción de nutrientes se completan en los primeros 100cm de yeyuno. Por ello, se considera que los pacientes con síndrome de intestino corto son capaces, en general, de mantener el estado nutricional con alimentación oral si han conservado más de 100cm de yeyuno.

Además de la diarrea y esteatorrea como se ha mencionado, existen varios síntomas no intestinales, en algunos pacientes. Los cuales se presentan en relación a varios factores, los mismos que determinaran la gravedad y consecuencias. (Tabla 1).

Entre estos, la frecuencia de cálculos renales de oxalato de calcio se incrementa en pacientes con resección de intestino delgado y colon intacto; se debe a la mayor absorción de oxalato en el colon, con hiperoxaluria entérica subsiguiente. Los dos posibles son: 1) aumento de los ácidos biliares y grasos que acentúa la permeabilidad de la mucosa colónica y da origen a una mayor absorción de oxalato, y 2) aumento de los ácidos grasos que se unen al calcio, lo cual produce una mayor cantidad de oxalato soluble que más tarde se absorbe. Dado que son relativamente pocos los alimentos ricos en oxalato (p. ej., espinacas, ruibarbo, té), la restricción dietética sola no es un tratamiento adecuado. La colestiramina (una resina de unión aniónica) y el calcio han demostrado ser útiles en la reducción de la hiperoxaluria. Así también la presencia de cálculos biliares de colesterol, está relacionada con una menor cantidad total de ácidos biliares, lo que provoca supersaturación de colesterol en la bilis vesicular.

En muchos pacientes se presenta hipersecreción gástrica de ácido después de la resección de grandes porciones del intestino delgado. La causa no es clara, pero tal vez se relacione con la pérdida de la inhibición hormonal de la secreción de ácido o con el incremento de los valores de gastrina a causa de un menor catabolismo de la gastrina circulante en el intestino delgado. La secreción de ácido gástrico resultante puede ser un factor significativo para la aparición de diarrea y esteatorrea.

Diagnóstico
Para el diagnóstico del síndrome del intestino corto es fundamental el antecedente de cirugía y, si es posible, el conocimiento de la región anatómica y la longitud resecadas. El tránsito

(Tabla 1). Factores que Determinan el tipo y la Magnitud de los Síntomas:

El segmento específico que se reseca (yeyuno frente a íleon)
La longitud del segmento resecado
La integridad de la válvula ileocecal
Si se extirpa o no, una porción de intestino grueso
La enfermedad residual en el intestino delgado o grueso restante
El grado de adaptación del intestino restante

intestinal con bario es importante para valorar el estado del intestino que queda tras la resección. Los exámenes de laboratorio y las pruebas de malabsorción ayudan a evaluar las consecuencias metabólicas y funcionales de la resección intestinal y la respuesta al tratamiento. Es común el hallazgo de valores plasmáticos disminuidos de calcio, magnesio, cinc y albúmina. La anemia es secundaria a la malabsorción de vitamina B12, hierro y folatos.

Tratamiento

Éste depende de la gravedad de los síntomas y la capacidad del individuo para mantener el equilibrio calórico y electrolítico sólo con la ingestión oral. Después de la resección, el segmento residual experimenta una adaptación estructural y funcional que puede requerir seis a 12 meses. La ingestión ininterrumpida de nutrientes y calorías es necesaria para estimular la adaptación a través del contacto directo de los alimentos con la mucosa intestinal, la liberación de una o más hormonas intestinales y las secreciones pancreáticas y de vías biliares. Por ello es importante conservar la nutrición entérica y la administración de calorías, en particular en los comienzos del posoperatorio. La mayoría de los pacientes requerirá (TPN, parenteral nutrition), cuando menos al inicio. Una vez que se resuelve el íleo, debe introducirse gradualmente nutrición intestinal.

En el tratamiento inicial el empleo prudente de opiáceos (incluida la codeína) ayuda a reducir la producción de heces y establecer una dieta eficaz. Si el colon se encuentra in situ, la dieta inicial debe ser baja en grasas y rica en carbohidratos con el fin de reducir la diarrea por la estimulación con ácidos grasos de la secreción de líquidos en el colon. Deben intentarse dietas que contengan fibra soluble. En ausencia de válvula ileocecal, debe considerarse y tratarse una posible proliferación excesiva. Por lo general, ninguno de estos métodos terapéuticos proporciona una solución instantánea, pero cada una contribuye a la reducción de la diarrea incapacitante.

El estado de vitaminas y minerales del paciente debe vigilarse; debe iniciarse el tratamiento de sustitución, si está indicado. Las vitaminas liposolubles, folato, cobalamina, calcio, hierro, magnesio y cinc son los factores más críticos a vigilar en forma regular. Si estos métodos no tienen éxito, se establece la nutrición parenteral domiciliaria, la cual se continúa por varios

Años.

Los pacientes que continúan dependiendo de TPN, afrontan morbilidades importantes relacionadas como septicemia por el catéter, trombosis venosa, insuficiencia hepática y renal, y osteoporosis. La insuficiencia hepática es una fuente significativa de morbilidad y a menudo conduce al trasplante hepático (siempre combinado con trasplante de intestino delgado).

Se ha aprobado el uso de un análogo recombinante de péptido 2 parecido a glucagón (GLP-2; teduglutida) para su uso en pacientes con síndrome de intestino corto dependiente de nutrición parenteral, con base en su capacidad para incrementar el crecimiento intestinal y mejorar la absorción.

Los pacientes con síndrome de intestino corto que reciben TPN tienen menor esperanza de vida, con índices de supervivencia a cinco años de 50 a 75%.

Para retardar el tránsito del intestino delgado y limitar las pérdidas hídricas suele ser necesario utilizar fármacos antimotilidad, (clorhidrato de loperamida o difenoxilato), e IBP para disminuir la hipersecreción gástrica. Puede ser necesaria la utilización de colestiramina para tratar la diarrea colerética o de antibióticos para el sobrecrecimiento bacteriano. En pacientes con resección extensa de intestino delgado y colectomía es necesario, con frecuencia, mantener una nutrición parenteral total prolongada, y a veces permanente, en régimen ambulatorio.

Trasplante intestinal:
La indicación para trasplante intestinal se ha establecido como un posible método para individuos que presentan complicaciones que ponen en peligro la vida atribuibles a insuficiencia intestinal, tratamiento con TPN prolongada o ambos. Las complicaciones específicas en las que se recomienda un trasplante intestinal son: a) insuficiencia hepática inminente o manifiesta, b) trombosis de venas centrales mayores, c) episodios frecuentes de sepsis relacionada con el catéter y d) episodios frecuentes de deshidratación grave.

Casi 80% de quienes sobreviven tiene una función completa del injerto intestinal sin necesidad de TPN. Sin embargo, las enfermedades relacionadas con el trasplante intestinal son importantes, por ejemplo, el rechazo agudo y crónico, infección por CMV y enfermedad linfoproliferativa postrasplante.

Los avances en el trasplante intestinal han sido relevantes y este tratamiento se considera hoy factible para enfermos dependientes de nutrición parenteral o en los que esta no se puede continuar. La supervivencia oscila entre el 70%- 80% al cabo de 1 año, y el 50%- 60% al cabo de 5 años.

1.Farreras- Rozman (2012). *Medicina Interna. Decimo Séptima Edición. (2). Barcelona- España. Editorial GEA Consultoría Editorial, S. L.*

2.Schwartz (2011). *Principios de la Cirugía. Novena Edición en español. México D.F. Editorial McGraw-Hill Interamericana Editores, S. A. de C. V.*

3.Harrison (2016). *Principios de la Medicina Interna. Decimo Novena Edición en español. México D.F. Editorial McGraw-Hill Interamericana Editores, S. A. de C. V.*

CAPÍTULO 3 (a.)

Jenny Belén Altamirano Jara

Apendicitis Aguda

Apendicitis Aguda

"Donde quiera que se ama el arte de la medicina se ama también a la humanidad"

Es sin duda un arte, porque requiere paciencia, y un don especial, para poder llegar a un diagnóstico acertado, las decisiones del médico son palabras de vida o de muerte, un diagnóstico alienta o desilusiona, por ello la responsabilidad y la sutileza para saber encajar signos y síntomas en una patología, requiere una alta sensibilidad, dedicación y empatía, cualidades relucientes en los artistas.

Introducción

A nivel mundial dentro de las cirugías de emergencia, la Apendicitis Aguda es la más frecuente, presentando un factor de riesgo de 6.9% en las mujeres y un 8.6% en los hombres. (Martin, Ronald; Weisner, Martin; Chen, Wenliang, 2019)

La literatura mundial la describe como la primera causa de abdomen agudo quirúrgico, el pico de incidencia abarca entre las edades de 10 a 30 años, en edades inferiores es poco frecuente (Almazan, Francisco; Garcia, 2006) (Alarcon, 2012)

Hay un vínculo inversamente proporcional entre los casos de incidencia y de mortalidad, el índice de mortalidad en pacientes con edades entre la primera y la tercera década de vida, es inferior al 1%, no así en la población de adultos mayores con un 4 y 8%. (Fallas, 2012)

Aproximadamente una de cada quince personas recibirá un diagnosticado de Apendicitis Aguda a lo largo de su vida, y el sexo con mayor frecuencia de presentación es el sexo masculino en una relación de 3:2 vs el sexo femenino. (Almazan, Francisco; Garcia, 2006)

A pesar de que la Apendicitis se presenta con cierto grado de frecuencia, su pronta identificación no es fácil en algunos casos, así como varios factores influyentes por ejemplo el grupo etáreo, síntomas premonitores, el sexo, antecedentes familiares de apendicitis este factor aumenta en tres veces el riesgo de padecer de apendicitis vs los que no han tenido historial familiar. (Alarcon, 2012; Hernández-Cortez et al., 2019)

Sin embargo, la ausencia de un pronto diagnóstico y por ende un pronto tratamiento con la posible consecuencia de complicación apendicular, también se ve afectado por otras variables como: el pobre estrato cultural, la falta de acceso y movilidad hacia los centros de salud, acudir de forma tardía a la consulta médica, la automedicación, y la demora hospitalaria para concretar la cirugía. (Alarcon, 2012)

La complicación apendicular que involucra su perforación, también se debe influenciada principalmente a 2 factores locales entre ellos, la debilidad en la estructura del tejido de la pared apendicular, y en problemas circulatorios. (Bahena-Aponte, Chavez-Tapia, & Mendez Sanchez, 2003)

Aunque el examen de elección es la tomografía, y el eco nos da una orientación significativa, al no contar con ellas, en los lugares que no cuentan con los implementos necesarios es necesario pulir la agudeza clínica y recurrir a instrumentos menos sofisticados, menos costosos, menos agresivos y más alcanzables, como el Sistema de la Escala de Alvarado. (Alarcon, 2012; Bahena-Aponte et al., 2003)

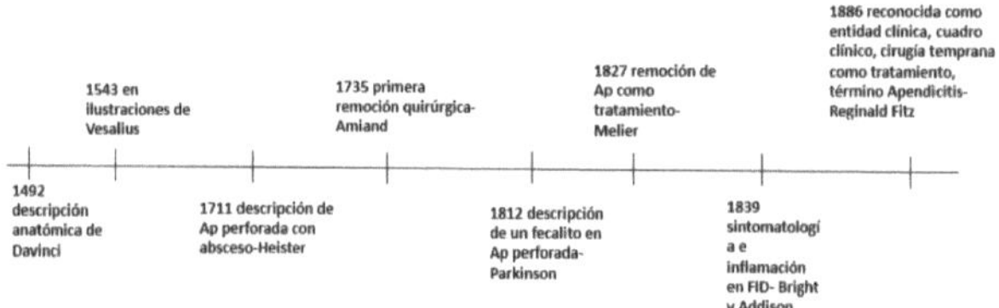

Elaborado por Jenny Belén Altamirano Jara, Md
Tomado de: (Young, 2014)
Figura 1. Línea de tiempo con los acontecimientos históricos importantes

Definiciones

- Apendicitis aguda: Presencia de leucocitos en el apéndice cecal a nivel de membrana basal. (Gonzales, Roberto; Lópeza, Juan; Cedillo, Gilberto; Enrique, J; Juarez, Antonio; González, Marco; López, Daniel;Gonzalez, Eder; Moreno, 2014)
- Apendicitis no complicada: Apendicitis aguda en cuya pared no hay evidencia de perforación. (Gonzales, Roberto; Lópeza, Juan; Cedillo, Gilberto; Enrique, J; Juarez, Antonio; González, Marco; López, Daniel;Gonzalez, Eder; Moreno, 2014)
- Apendicitis complicada: Apendicitis aguda con perforación con presencia o ausencia de absceso local y/o peritonitis purulenta. (Gonzales, Roberto; Lópeza, Juan; Cedillo, Gilberto; Enrique, J; Juarez, Antonio; González, Marco; López, Daniel;Gonzalez, Eder; Moreno, 2014)
- Apendicectomía convencional: Cirugía tradicional o de técnica abierta. (Gonzales, Roberto; Lópeza, Juan; Cedillo, Gilberto; Enrique, J; Juarez, Antonio; González, Marco; López, Daniel;Gonzalez, Eder; Moreno, 2014)
- Apendicectomía laparoscópica: Técnica quirúrgica mínimamente invasiva. (Gonzales, Roberto; Lópeza, Juan; Cedillo, Gilberto; Enrique, J; Juarez, Antonio; González, Marco; López, Daniel;Gonzalez, Eder; Moreno, 2014)

Epidemiología

La Apendicitis Aguda es la causa más común de cirugía de abdomen a nivel mundial, el riesgo de padecer dicha patología es de 16.34% en mujeres y de 16.33 en hombres, se producen aproximadamente 139.54 por cada 100,000 habitantes, tiene una relación de 18.5% en paciente con sobrepeso y de 81,5% en pacientes obesos. (Hernández-Cortez et al., 2019)

Aproximadamente el riesgo de presentar apendicitis durante la vida es de un 6 a 7 %, siendo infrecuente en los extremos de edad, en niños como en ancianos (1%), se presenta en 1 de cada 35 hombres, y en 1 de cada 50 mujeres. Se ha demostrado que hay una relación entre dicha patología y la falta de consumo de fibra. (Rebollar, Roberto; García, Javier; Trejo, 2009)

Su distribución geográfica muestra menores cifras de incidencia en Asia, África y Antártida donde hay un alto consumo de celulosa, mientras que la incidencia es mayor en América, Australia y Nueva Zelanda donde hay una dieta occidentalizada por excelencia rica en carne. (Bahena-Aponte et al., 2003)

Anatomía

Como parte del ciego por su primitiva característica embriológica, este se encuentra formado en el punto donde convergen las tres tenias, el apéndice al igual que el ciego posee fibras musculares circulares y longitudinales, en la capa submucosa se encuentran aproximadamente 200 folículos linfoideos, número que no se encuentra estático durante el transcurso de la vida, así durante la primera y la tercera década se encuentran en mayor número, para luego desaparecer por completo con la sexta década, otro cambio implícito es la variabilidad en su longitud pasando desde la agenesia total, hasta el mayor tamaño de 30 cm, con una media de 5 a 10 cm y un grosor de 0.5 a 1cm. (Rebollar, Roberto; García, Javier; Trejo, 2009)

De manera clásica la posición del apéndice es retrocecal, pélvica, retroileal pero puede encontrarse en cualquier ubicación en sentido de las manecillas del reloj con cimiento en el ciego. El mesenterio apendicular se encuentra ubicado detrás del ileon terminal,la irrigación viene dada por la arteria apendicular, rama de la arteria ileocólica, atravesando por la parte media del meso, el drenaje venoso acompaña a la irrigación arterial, drenando en la vena ileocólica para su desembocadura en la vena mesentérica superior, la porción terminal del apéndice tiene solo dos situaciones en las que terminara ubicada en fosa ilíaca izquierda, la primera que se trate de situs inversus y la segunda que tenga una longitud que la ubique en dicha ubicación, bajo estas dos circunstancias el cuadro clínico será atípico. (Rebollar, Roberto; García, Javier; Trejo, 2009)

Fisiopatología

La historia natural de la Apendicitis no difiere significativamente de otros sucesos inflamatorios en vísceras huecas. La obstrucción luminal es la efeméride en la fisiopatología de la apendicitis, ya sea ocluida por fecalitos, cálculos, cuerpos extraños, hiperplasia linfoidea, parasitosis, o neoplasias ya sean éstas de foco primario o de foco metastásico, cuando dicha obstrucción se presenta ocasiona una elevación de la presión intraluminal e intramural, la inflamación en la pared apendicular, produce una congestión vascular, por trombosis y taponamiento de los pequeños vasos sanguíneos así como por estasis linfática, con el edema apendicular se produce una estimulación nerviosa de las fibras aferentes que ingresan en la médula espinal a nivel de T8 y T10, ocasionando el dolor en zona epigástrica o peri umbilical. (Rebollar, Roberto; García, Javier; Trejo, 2009)

Debido a la agresión vascular y linfática sufrida la consiguiente isquemia del órgano es inminente.

De forma basal la apéndice posee microbiota conformada por E. coli, Bacteorides spp y Fusobacterias, pero durante el proceso inflamatorio la apéndice presenta un marcado acrecentamiento bacteriano, que en su etapa inicial constará de microorganismos aerobios, para posterior a ello en etapas tardías dejarse colonizar por bacterias anaerobias dando paso a una flora mixta, aunque se ha visto mayor relación de perforación con la presencia de Peptoestreptococcus y Pseudomonas, a su vez por dicha invasión intramural bacteriana, la inmunidad ejerce su acción en el intento de controlar la infección, produciendo un gran flujo de exudado rico en neutrófilos ocasionando una reacción fibrinopurulenta en la superficie serosa, irritando el peritoneo parietal adyacente con la consecuente estimulación nerviosa somática que ocasiona el dolor más localizado en el sitio de irritación peritoneal, al tener dos procesos complejos como son; inflamación y necrosis en dicho órgano la apéndice se vuelve susceptible a perforaciones, con el consecuente establecimiento de abcesos o peritonitis.

El tiempo de evolución para que se produzca una perforación es de 48 horas aproximadamente, en pacientes con menos 24 horas de iniciados los síntomas el 90% desarrolla inflamación o necrosis, pero sin perforación. (Hernández-Cortez et al., 2019), (Martin, Ronald; Weisner, Martin; Chen, Wenliang, 2019)

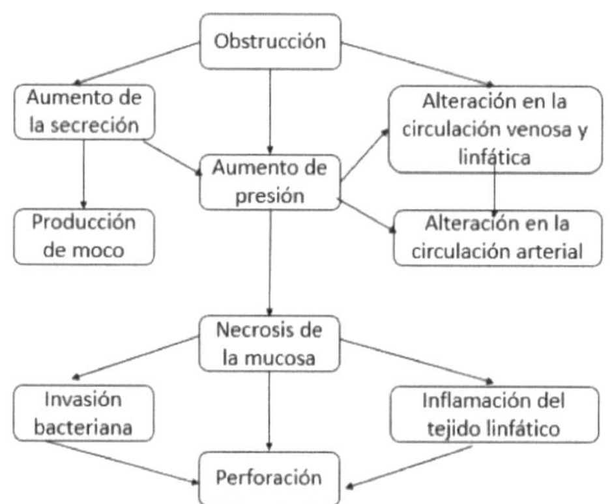

Elaborado por Jenny Belén Altamirano Jara, Md
Tomado de: (Bahena-Aponte et al., 2003)
Figura 2. Fisiopatología de la apendicitis, resumen

Tabla 1. Bacterias aerobias y facultativas en cuadros apendiculares
gangrenosos y perforados.

Bacteria	Apendicitis gangrenosa (%)	Apendicitis perforada(%)
Escherichia coli	70.4	77.3
Streptococcus ciridians	18.5	43.2
Streptococcus grupo D	7.4	27.3
Pseumona Aeruginosa	11.1	18.2
Enterococcus sp	18.5	9.1
Staphylococcus sp	14.8	11.4
Klebsiella sp.	3.7	4.5

Elaborado por Jenny Belén Altamirano Jara, Md
Tomado de: (Rebollar, Roberto; García, Javier; Trejo, 2009)

Tabla 2.- Bacterias anaerobias y facultativas en cuadros apendiculares gangrenosos y perforados.

Bacteria	Apendicitis gangrenosa (%)	Apendicitis perforada(%)
Bacteroides fragilis	70.1	79.5
Bacteroides thetalotaomicron	48.1	61.4
Bilophilia wadsworthia	37.0	54.5
Peptostreptococcus micros	44.4	45.5
Eubacterium sp	40.7	29.5
Bacteroides intermedium	33.3	27.3
Bacteroides spanichus	18.5	34.1

Elaborado por Jenny Belén Altamirano Jara, Md
Tomado de: (Rebollar, Roberto; García, Javier; Trejo, 2009)
Manifestaciones clínicas: (Martin, Ronald; Weisner, Martin; Chen, Wenliang, 2019)

La pirámide angular, en la evolución natural de la sintomatología, es el dolor abdominal, mismo se encuentra presente en la gran mayoría de pacientes con procesos apendiculares.

La manifestación clásica inicial se caracteriza por dolor abdominal periumbilical, que migra hacia fosa ilíaca derecha con el transcurso del tiempo y paralelo a la fisiopatología descrita anteriormente, sin embargo, dicho cuadro solo se presenta en el 60% de los pacientes. (Martin, Ronald; Weisner, Martin; Chen, Wenliang, 2019)

El cuadro clínico abarca una amplia gama de sintomatología entre ellas se describen, las siguientes:
• Dolor abdominal localizado en fosa ilíaca derecha, o cuadrante inferior derecho
• Vómito
• Náusea
• Anorexia
• Fiebre

Pero no en todos los pacientes se presenta una clínica clásica, sino más bien cuadros atípicos de características inespecífica como son:

- Malestar generalizado
- Dispepsia
- Indigestión
- Diarreas
- Tenesmo

Tabla 3. Principales manifestaciones clínicas con su respectivo valor de sensibilidad y especificidad.

Clínica	Sensibilidad	Especificidad
Síntomas		
Anorexia	84	66
Inicio del dolor previo al vómito	100	64
Dolor en FID	81	53
Vómito	49-51	45-69
Nausea	58-68	37-40
Signos		
Fiebre	67	69
Psoas	16	95
Rovsing	68	58
Defensa	39-74	57-84
Rebote	63	69

Elaborado por Jenny Belén Altamirano Jara, Md
Tomado de: (Rebollar, Roberto; García, Javier; Trejo, 2009)

Tabla 4. Principales manifestaciones clínicas y de laboratorio con su respectivo porcentaje de frecuencia.

Síntomas/signos/Laboratorios	Porcentaje
Anorexia	79.3
Vómito	93.6
Dolor abdominal irradiado en FID	57.3
Dolor localizado en FID	
Diarrea asociada	43.9
Signo de Mc Burney	18.3
Signos de Rovsing	86.6
Fiebre	45.1
Leucocitosis mayor a 10000	15.8
Neutrofilia mayor al 70%	44.0
	78.0

Elaborado por Jenny Belén Altamirano Jara, Md
Tomado de: (Almazan, Francisco; Garcia, 2006)

Otro aspecto influyente en la sintomatología es, el hecho que debido a todas las posibles ubicaciones en que puede encontrarse el apéndice, la sintomatología también puede variar según el lugar donde se pose la punta de dicho órgano.

Tabla 5. Relación entre la ubicación del apéndice con su respectivo cuadro clínico

Ubicación	Cuadro clínico
Apéndice anterior	Dolor en cuadrante inferior derecho
Apéndice retrocecal	Dolor abominal sordo e inespecífico
Punta apendicular ubicada hacia zona pélvica	Frecuencia miccional Sensibilidad bajo el punto de Mc Burney Diarrea Disuria Tenesmo

Elaborado por Jenny Belén Altamirano Jara, Md
Tomado de: (Martin, Ronald; Weisner, Martin; Chen, Wenliang, 2019)

Examen Físico

Durante las primeras horas de evolución del cuadro, los síntomas no son muy elocuentes ni orientan a un diagnóstico clínico certero e inmediato. (Martin, Ronald; Weisner, Martin; Chen, Wenliang, 2019)

Podemos encontrar un paciente febril con una temperatura de 38.3, y una sutil sensibilidad en cuadrante inferior derecho. (Martin, Ronald; Weisner, Martin; Chen, Wenliang, 2019)

En los pacientes con un apéndice de ubicación retrocecal, el dolor clásico en fosa ilíaca derecha no se presenta, por lo tanto, el examen físico en zona abdominal no tiene mayor utilidad, como el examen rectal, que estimulará signos positivos que sirvan de orientación a pensar en dicha ubicación apendicular. (Martin, Ronald; Weisner, Martin; Chen, Wenliang, 2019)

Otro acápite importante a considerar es el cuadro clínico en pacientes de sexo femenino, pues la presentación de dolor pélvico en la zona anexial derecha puede confundir su real origen pélvico con una apendicitis aguda. (Martin, Ronald; Weisner, Martin; Chen, Wenliang, 2019)

Frente a varias complicaciones durante el examen físico, hay algunos hallazgos que nos pueden encaminar de forma predictiva hacia un diagnóstico, como en este caso los diferentes signos físicos apendiculares, pero debido a su alta variación en cuanto a la sensibilidad y especificidad de uno a otro, su valía debe ser tomada con cautela pues por sí solos no concretan o niegan un diagnóstico valedero, sino más bien la asociación de ellos y otras variables aumentan el valor predictivo de un diagnóstico apendicular. (Martin, Ronald; Weisner, Martin; Chen, Wenliang, 2019)

Tabla 6. Relación entre los signos apendiculares con su respectivo cuadro clínico.

Signos apendiculares	Maniobra	Sensibilidad	Especificidad
Mc Burney	Dolor directo entre la unión del tercio externo con los dos tercios internos de una línea imaginaria que se traza desde la espina ilíaca antero superior hasta el ombligo	50-94%	75-86%
Rovsing	Dolor referido en fosa ilíaca derecha, que resulta de la compresión en fosa ilíaca izquierda	22-68%	58-96%
Psoas	En posición decúbito lateral izquierdo, con la extensión de la pierna derecha en dirección hacia espalda se presenta dolor en fosa ilíaca derecha	13-42%	79-97%
Obturador	Flexión de la cadera con ubicación de la rodilla en ángulo de 90 grados y realizar una rotación interna, ocasionando dolor durante maniobra	8 %	94 %

Elaborado por Jenny Belén Altamirano Jara, Md
Tomado de: (Rebollar, Roberto; García, Javier; Trejo, 2009), (Martin, Ronald; Weisner, Martin; Chen, Wenliang, 2019)

Otras maniobras clínicas: Punto de Morris, punto de Lanz, punto de Lecene, signo de Sumner, signo de Blumberg, signo de Mussy, signo de Aaron, signo de Chase, maniobra de Klein, maniobra de Alders, maniobra de Haussmann, signo de Talopercusión, signo de Britar, signo de Llambias, signo de San Martino y Yodice, signo de Chutro, signo de Horn. (Rebollar, Roberto; García, Javier; Trejo, 2009)

Escala de Alvarado: Dicha escala reúne 3 signos, 3 síntomas y 2 criterios laboratoriales considerados como factores predictivos, englobados básicamente para un mejor aprendizaje con la nemotecnia MANTRELS, donde cada letra representa una característica: Migración del dolor hacia cuadrante inferior derecho, Anorexia o cetonuria, Naúseas o vómitos, Tenderness (Sensibilidad en cuadrante inferior derecho), Rebote, Elevación de la temperatura mayor a 38 grados centígrados, Leucocitosis mayor a 10000 por mm^3, Shift (desviación a la izquierda mayor a 75%- neutrofilia), cada característica tiene un punto, la sensibilidad y leucocitosis tienen 2 puntos sumando en total 10 puntos. 9 En función del resultado tenemos lo siguiente: (Motta-Ramírez et al., 2017)

Tabla 7. Análisis y probabilidad de diagnóstico apendicular en referencia a la escala de Alvarado

Puntaje menor de 4	Puntaje entre 4 y 6	Puntaje mayor o igual a 7
Baja probabilidad de apendicitis aguda	Se requieren valoraciones clínicas, de imagen y de laboratorio de forma seriada. Se lo deja en observación y se repite nuevamente la valoración para tomar decisiones definitivas	El paciente tiene una alta probabilidad de recibir tratamiento quirúrgico por diagnóstico de apendicitis aguda
Exclusión de la posibilidad de apendicitis aguda	Posible diagnóstico de apendicitis aguda	Diagnóstico de apendicitis aguda muy frecuentemente.
Número predictivo de pacientes con Dg de apendicitis aguda: 30%	Número predictivo de pacientes con Dg de apendicitis aguda: 66%	Número predictivo de pacientes con Dg de apendicitis aguda: 93%

Elaborado por Jenny Belén Altamirano Jara, Md
Tomado de: (Motta-Ramírez et al., 2017)

Complementarios
Exámenes de Laboratorio
Se identifica casi siempre en la gran mayoría de pacientes con un 80%, una leve Leucocitosis con valores superiores a 10000 células/microLs, con desviación a la izquierda, dicha relevancia en la apendicitis posee una sensibilida de 80% y una especificidad de 55%, en pacientes que no presenten dicho hallazgo de laboratorio tienen muy poca probabilidad de padecer Apendicitis aguda. (Martin, Ronald; Weisner, Martin; Chen, Wenliang, 2019)

Por definición a mayor Leucocitosis mayor grado de complicación, así:
* A. aguda: 14500 +/- 7300 cel/microL
* A. necrótica: 17100 +/- 3900 cel/microL
* A perforada: 17900 +/- 2100 cel/microL

También se ha encontrado una relación entre perforación apendicular y los niveles elevados de bilirrubina total mayor 1 mg/dL, esta cifra tiene una sensibilidad del 70% y una especificidad 86%. (Martin, Ronald; Weisner, Martin; Chen, Wenliang, 2019)

Exámenes de Imagen
-Tomografía de Abdomen, los hallazgos de relevancia son:
1. Presencia de apendicolito
2. Aumento del diámetro apendicular mayor a mm con oclusión luminal
3. Grasa periapendicular
4. Engrosamiento de la pared apendicular mayor a 2mm

-Ecografía de Abdomen, los hallazgos de relevancia son:
1. Diámetro apendicular mayor a 6mm

-Radiografía de Abdomen: no tiene valor diagnóstico.

-Resonancia Magnética: Apéndice normal: diámetro normal menor o igual a 6mm y llena de aire o contraste, diámetro de 6 a 7mm es considerado dudoso o no concluyente, diámetro mayor a 7mm y lleno de líquido se considera anormal. (Martin, Ronald; Weisner, Martin; Chen, Wenliang, 2019)

Diagnóstico Diferencial

Muchas entidades por compartir argumentos clínicos, compatibles con Apendicitis aguda, son oportunos de mención para así poder descartarlos, entre ellos los más frecuentes son:

- Diverticulitis
- Ileítis aguda
- Enfermedad de Chrom
- Abceso tubárico
- Enfermedad pélvica inflamatoria
- Ruptura ovárica
- Embarazo ectópico
- Cólico renal
- Torsión testicular u ovárica
- Epididimitis

Tabla 8. Patologías compatibles con cuadro apendicular para diagnóstico diferencial

Ginecológicas	Gastrointestinales
*Ruptura ovárica *Endometriosis *Salpingitis *Torsión de Quiste ovárico *Embarazo ectópico	*Ulcera duodenal *Linfadenitis mesentérica *Obstrucción intestinal *Ileítis terminal *Pancreatitis *Diverticulitis *Gastroenteritis aguda *Colecistitis
Pulmonar	Genitourinario
*Infarto pulmonar *Neoplasia volvulopulmonar *Pleuritis *Neumonía	*Tumor de Wilms *Pielitis *Torsión testicular *Pielonefritis *Epididimitis *Prastatitis *Litiasis renal

Elaborado por Jenny Belén Altamirano Jara, Md
Tomado de: (Bahena-Aponte et al., 2003)

Tratamiento

El tratamiento tiene dos posibilidades, el manejo conservador o el manejo expectante, sin embargo, el primero tenía cierto grado de validez para las apendicitis no complicadas, mediante el uso de antibióticos, pero con un índice de recurrencia del 38%. En meta-análisis donde se comparan ambos tratamientos, el manejo de elección sin lugar a duda es el quirúrgico con un abordaje laparoscópico de preferencia, pero al no disponer de dicha condición la cirugía abierta también es una correcta opción. (Hernández-Cortez et al., 2019)

El manejo conservador está indicado solo para pacientes con apendicitis no complicada, sin signos de perforación o formación de abscesos, así como para pacientes en los que no se demuestre la presencia de fecalitos, que no tengan otras comorbilidades, adultos mayores, o con sistema inmune comprometido. (Smink, Douglas; Soybel, David; Weiser, Martin; Chen, Wenliang,2019)

Sin embargo, el manejo no quirúrgico debe quedar suficientemente claro en que representa un riesgo y que hay un alto índice a lo posterior de una imperiosa necesidad de resolución quirúrgica. (Smink, Douglas; Soybel, David; Weiser, Martin; Chen, Wenliang, 2019)

Actualmente en ensayos clínicos, que a pesar de no manejar un protocolo estándar de antiobióticos, sugieren que su forma de administración debe ser intravenosa, durante tres días seguidos de antibióticos vía oral hasta por 10 días, y deben permanecer en observación durante los tres primeros días en el caso de deterioro clínico para una apendicectomía de rescate. (Smink, Douglas; Soybel, David; Weiser, Martin; Chen, Wenliang, 2019).

Momento quirúrgico. - A pesar de que la Apendicitis aguda no tiene una hora de presentación específica, mientras más pronta sea la resolución quirúrgica mejores resultados y menos complicaciones se producirán, pero la prontitud de una cirugía depende de varios factores como la disponibilidad de quirófano, de cirujano, pero en general se recomienda dentro de las primeras 12 horas. (Smink, Douglas; Soybel, David; Weiser, Martin; Chen, Wenliang, 2019)

Cuidados preoperatorios. - Una vez establecida la decisión quirúrgica se debe ingresar lo antes posible para evitar el riesgo de perforación, para ello previamente el paciente deber estar hidratado, con valores electrolíticos normales o con las respectivas correcciones ya realizadas para dicho momento y terapia antiobiótica pre operatoria. (Smink, Douglas; Soybel, David; Weiser, Martin; Chen, Wenliang, 2019)

Antibioticoterapia.- La medicación profiláctica sobre todo busca prevenir infección de sitio quirúrgico y abscesos intra abdominales, limitando la flora propia apendicular, como lo son fundamentalmente las bacterias anaerobias y aerobias gram negativas, las guías recomiendan una sola dosis profiláctica. (Smink, Douglas; Soybel, David; Weiser, Martin; Chen, Wenliang,2019)

Tabla 9. Antibiótico profilaxis

Dosis única	Combinación	Pacientes alérgicos a penicilina, cefalosporina
* Cefoxitina 2g IV o *Cefotetan 2g IV	*Cefazolina 2g en pacientes con un peso menor a 120kg o 3g en pacientes con peso mayor a 120 kg + Metronidazol 500mg IV	*Clindamicina + uno de los siguientes medicamentos: Levofloxacino, ciprofloxacino, Gentamicina, o Aztreonam.

Elaborado por Jenny Belén Altamirano Jara, Md
Tomado de: (Smink, Douglas; Soybel, David; Weiser, Martin; Chen, Wenliang, 2019)
No se recomiendan los antibióticos post operatorios.

Apendicitis Perforada
En pacientes que presentan perforación apendicular aproximadamente el 20%, por lo general suelen presentar deshidratación, alteraciones hidroelectrolíticas, sepsis o alteraciones hemodinámicas, situaciones que deben ser corregidas inicialmente con antibióticos, líquidos intravenosos y reposo intestinal, la antibioticoterapia será inicialmente empírica de amplio espectro dirigida a bacterias anaerobias y gram negativas cubriendo

estreptococcus, enterobacteriaceas, hasta que se pueda contar con el cultivo que dará el tratamiento definitivo. (Smink, Douglas; Soybel, David; Weiser, Martin; Chen, Wenliang, 2019)

En pacientes con factores de riesgo, inmunocomprometidos, con cardiopatías valvulares, con protesis intravasculares o alto índice de sospecha de resistencias, se incluyen terapias de amplio espectro, para cubrir también infecciones por Pseudomona. (Smink, Douglas; Soybel, David; Weiser, Martin; Chen, Wenliang, 2019)

Independientemente de la terapéutica empírica inicial, el régimen rotundo debe aplicarse en función del resultado del cultivo y la sensibilidad respectiva para cada hallazgo. (Smink, Douglas; Soybel, David; Weiser, Martin; Chen, Wenliang, 2019)

Cirugía abierta vs cirugía laparoscópica:

Tabla 10.- Características de la cirugía laparoscópica vs cirugía abierta en apendicitis no complicada y complicada.

	Cirugía laparoscópica	Cirugía abierta
Apendicitis no complicada	* Menos infecciones de herida quirúrgica *Menor dolor en el primer día post operatorio *Menor estancia hospitalaria *Menos obstrucciones intestinales	*Tasa más baja de formación de abscesos intra abdominales *Menor tiempo operatorio
Apendicitis complicada	*Menor estancia hospitalaria *Mayores costos operatorios * Menos infecciones de sitio quirúrgico *Menor tiempo de espera para tolerar vía oral *Menor tasa de absceso intra abdominal	*Menor tiempo operatorio (14 minutos menos que la cirugía laparoscópica)

Elaborado por Jenny Belén Altamirano Jara, Md
Tomado de: (Smink, Douglas; Soybel, David; Weiser, Martin; Chen, Wenliang, 2019)

Aunque cada una tanto sus beneficios como sus limitaciones, hay cierta predilección por la cirugía laparoscópica, pero cabe recalcar, que a la hora de definir un enfoque quirúrgico adecuado y adaptado a la realidad de las casas de salud en Ecuador, el cirujano es el que tiene la última palabra, en el tipo de acto quirúrgico a realizarse, tomando en cuenta los factores propios de cada paciente y en base a su experiencia profesional. (Smink, Douglas; Soybel, David; Weiser, Martin; Chen, Wenliang, 2019)

1.Alarcon, N. (2012). *Asociación entre Escala de Alvarado y diagnóstico de apendicitis aguda complicada y no complicada según anatomía patológica en el Centro Médico Naval. Horizonte Médico, 12(2), 14–20.*

2.Almazan, Francisco; Garcia, A. (2006). *Artemisa. Revista de Sanidad Militar Mexicana, 60(1), 39–45.*

3.Bahena-Aponte, J., Chavez-Tapia, N., & Mendez Sanchez, N. (2003). *Estado actual de la apendicitis. Medica Sur, 10(3), 122–128.* Retrieved from http://www.medigraphic.com/pdfs/medsur/ms-2003/ms033b.pdf

4.Fallas, J. (2012). *Apendicitis aguda hematógena. Medicina Legal Costa Rica, 29(2), 130–132.*

5.Gonzales, Roberto; Lópeza, Juan; Cedillo, Gilberto; Enrique, J; Juarez, Antonio; González, Marco; López, Daniel;Gonzalez, Eder; Moreno, R. (2014). *Guia De Práctica Clínica Para Apendicitis Aguda. Asociacion Mexicana De Cirugia General, 1, 1–24.* https://doi.org/10.4321/S1137-66272013000100015

6.Hernández-Cortez, J., De León-Rendón, J. L., Silvia Martínez-Luna, M., David Guzmán-Ortiz, J., Palomeque-López, A., Cruz-López, N., & José-Ramírez, H. (2019). *Cirujano Apendicitis aguda: revisión de la literatura. Cirujano General, 41(1), 33–38.* Retrieved from www.medigraphic.com/cirujanogeneralwww.medigraphic.org.mx

7.Motta-Ramírez, G., Estrada-Salvador, D., Romero-López, C., Santiago-Reye, S., García-Ayón, A., & Santos-Matías, M. (2017). *Escalas diagnósticas y su utilidad en la evaluación clínica del síndrome doloroso abdominal en el primer escalón de atención médica. Rev Sanid Milit Mex, 71, 321–331.* Retrieved from www.sanidadmilitar.org.mxarticuloorignal

8.Rebollar, Roberto; García, Javier; Trejo, R. (2009). *Apendicitis aguda: Revisión de la literatura. Rev Hosp Jua Mex. [revista en Internet] 2009 [acceso 20 de junio de 2018]; 76(4): 210-216. 76(4), 210–216.* Retrieved from http://www.medigraphic.com/pdfs/juarez/ju-2009/ju094g.pdf

9.Young, P. (2014). *La apendicitis y su historia. Revista Medica de Chile, 142(5), 667–672.* https://doi.org/10.4067/S0034-98872014000500018

10.Martin, Ronald; Weisner, Martin; Chen, Wenliang, (2019). *Apendicitis Aguda en adultos: manifestaciones clínicas y diagnóstico diferencial. Revisión de literatura. Uptodate. 2019*

11.Smink, Douglas; Soybel, David; Weiser, Martin; Chen, Wenliang, (2019). *Manejo de la Apendicitis Aguda en adultos. Revisión de literature. Uptodate. 2019*

CAPÍTULO 4 (a.)

Sofía Lorena Flores García
Anatomía del Colon

Anatomía Del Colon

El intestino grueso o colon es la porción de tubo digestivo comprendido entre la válvula ileocecal y el recto que rodea como un marco al intestino delgado. Tiene una longitud aproximada de 1.5 metros y un diámetro variable en su trayecto que, a nivel del ciego es de 5 a 7.5 cm y mientras se aproxima al recto va disminuyendo. (Szereszwski, 2009)

Estructura General, Relaciones Anatómicas y Sistemas de Fijación

En su estructura presenta tres cintillas longitudinales o tenias que son engrosamientos de fibras musculares que convergen en el sitio de implantación del apéndice. Sobre las tenias intestinales se encuentran los apéndices epiploicos (formaciones peritoneales con grasa, vasos y ocasionalmente divertículos). Además, presentar estructuras llamadas haustras que sobresales entre cintillas longitudinales.

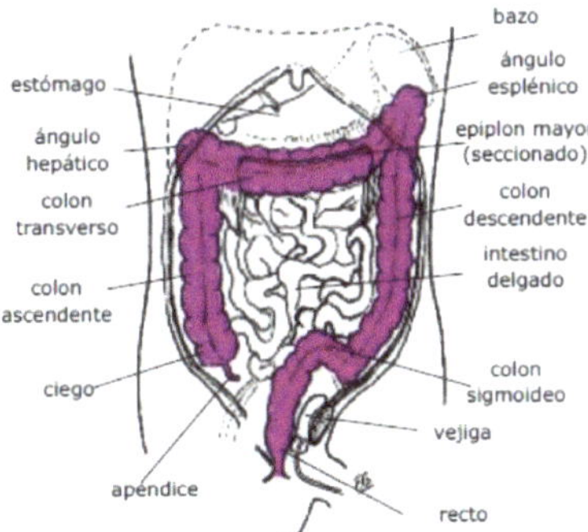

El intestino grueso consta de ocho segmentos consecutivos: el ciego, colon ascendente, el ángulo derecho hepático, el colon transverso, ángulo izquierdo o esplénico, colon descendente, el colon ilíaco y el colon sigmoide o pélvico.

Ciego: se extiende desde la válvula ileocecal hasta su parte más inferior, es una estructura móvil en conjunto con el apéndice. El apéndice cecal es un divertículo alargado de 7 a 10 cm y un diámetro de 0,5 a 0,7 cm, nace en la cara posterior interna del ciego y se encuentra posicionado hacia la fosa iliaca derecha. El 65% se encuentra detrás del ciego o colon mientras que el 30% se encuentra en la pelvis, el 5% bajo el ciego o por delante y por detrás del íleon.

Colon ascendente: se encuentra en parte de la fosa iliaca y flanco derecho, sigue un trayecto vertical y se pone en contacto con la cara inferior del hígado, formando el ángulo derecho o hepático.

Ángulo hepático: relacionado con la cara inferior del hígado, vesícula biliar, porción distal del estómago y porción supramesocólica del duodeno. Se encuentra fijado y suspendido por ligamentos avasculares en tres planos: epiplocoloparietal (superficial), hepatocólico (medio), renocólico y frenocólico (profundo).

Colon transverso: comprendido desde el ángulo hepático hasta el ángulo esplénico cruzando el abdomen y queda dividido en dos zonas por su meso. El colon transverso derecho se sitúa bajo la curvatura mayor gástrica, mientras que el colon transverso izquierdo se profundiza al llegar a hipocondrio izquierdo. El epiplón mayor pasa por la parte superior del colon transverso.

- **Epiplon Mayor:** tiene forma de un delantal fijado al estómago y extendido en la cavidad abdominal cubriendo las asas del intestino delgado y colon transverso. Se fija lateralmente al diafragma (ligamentos frenocólicos), en la parte superior con la curvatura mayor gástrica y con la cara superior del mesocolon transverso. Su función es de fijación de las vísceras abdominales, su irrigación sanguínea y cumple con funciones inmunológicas.

Ángulo esplénico: se encuentra en un plano profundo fijado y suspendido por ligamentos avasculares en tres planos: frenocólico (superficial), ligamento de Buy y esplenomesocólico (medio), parietocólico (profundo).

Colon descendente: porción del colon que, al girar en el ángulo esplénico, toma dirección inferior y se ubica en flanco y parte de la fosa izquierda. Se encuentra fijo a la pared posterior y más lateralizado que el ascendente. Por delante se encuentra en relación con asas del intestino delgado.

Colon iliaco: porción del intestino grueso que, frente al ala ilíaca, adopta una dirección oblicua y medial para unirse al borde medial del musculo psoas.

Colon sigmoideo: porción del intestino grueso que continua a la porción descendente e iliaca, es una porción móvil y de longitud variable, características que disponen su caída hacia la cavidad pelviana y lo pone en contacto con estructuras peritoneales a este nivel.

Vascularización
Colon Derecho

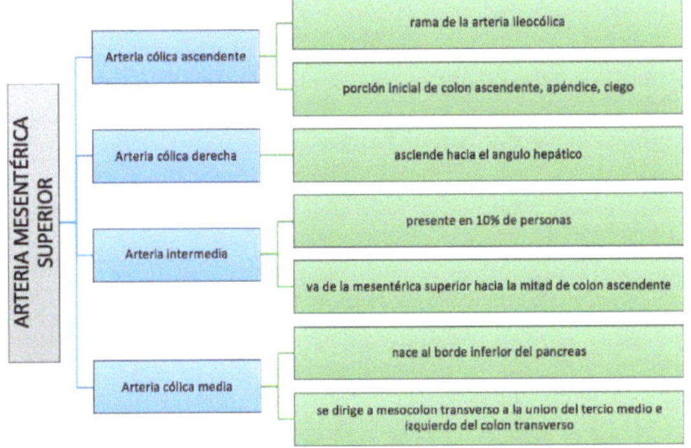

Ilustración 2 Vascularización de colon derecho. Elaboración: MD. Sofía Flores G. Fuente: (Gallot, 2006)

El retorno venoso sigue al sistema arterial cruzándolos por delante para desembocar en la vena mesentérica superior que se anastomosa en la región posterior al páncreas para formar la vena porta.

Colon Izquierdo

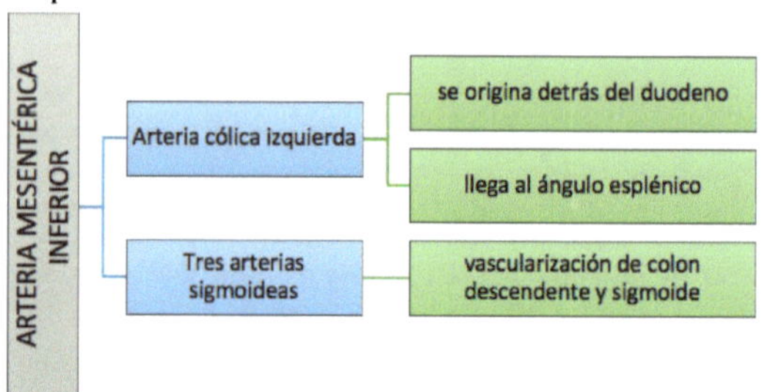

Ilustración 2 Vascularización de colon izquierdo. Elaboración: MD. Sofía Flores G. Fuente: (Gallot, 2006)

El retorno venoso izquierdo sigue la irrigación arterial izquierda. El drenaje de las venas sigmoideas confluye en la vena mesentérica inferior, que por detrás del páncreas desemboca en la vena esplénica y forma el tronco esplenomesaraico. (Pillet, Reigner, & Lhoste, 1993)

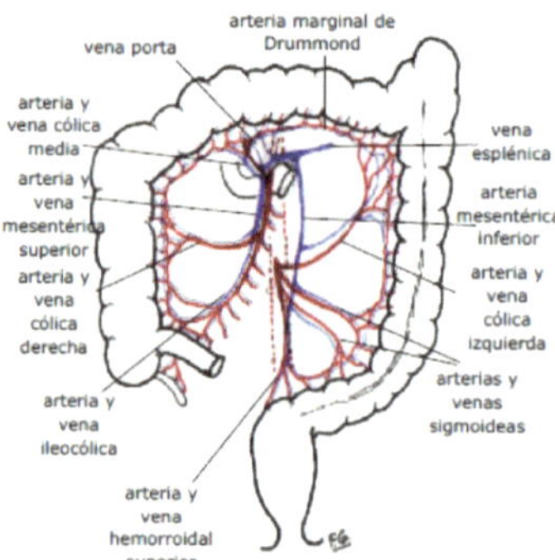

Ilustración 3: Irrigación arterial y venosa del colon. Fuente: (Szereszwski, 2009)

Inervación

La inervación del colon proviene de las fibras simpáticas posganglionares y vagales preganglionares procedentes del plexo mesentérico superior, que se dirigen a colon derecho e íleon formando el plexo craneal. Por otro lado, el colon descendente y el recto reciben fibras simpáticas procedentes del plexo celiaco, y su inervación parasimpática proviene de los segmentos sacros 2, 3 y 4 de la médula espinal formando el plexo mesentérico inferior. Entre ambos plexos se forma una anastomosis conocida como plexo intermesentérico. (Testut, 1927)

Drenaje Linfático

Se realiza por dos vías intercomunicadas: el plexo intramural conformado por la red subserosa y submucosa y, los ganglios linfáticos extramurales constituidos por vasos y cinco grupos de ganglios: epicólico, paracólico, intermedio, principal y central.

1.Gallot, D. (2006). *Anatomie chirurgicale du côlon. EMC (Elsevier SAS, Paris), Techniques chirurgicales - Appareil digestif, 40-535.*

2.Pillet, J., Reigner, B., & Lhoste, P. (1993). *Arterial vascularisation of the colon. The middle mesenteric artery. Bull Assoc Anat (Nancy), 27-30.*

3.Szereszwski, J. (2009). *Anatomía Quirúrgica del Colon. Cirugía Digestiva, F. Galindo, 1-6.*

4.Testut, J. (1927). *En Anatomía Topográfica, Tomo II (págs. 281-343). Salvat Editores S.A.*

CAPÍTULO 4 (b.)

Juan Carlos Heredia Cedeño

Megacolon

Megacolon

Conceptos generales

Megacolon, así como megarectum, es un término descriptivo. Denota dilatación del colon que no es causada por una obstrucción mecánica. [1, 2] Aunque la definición de megacolon ha variado en la literatura, la mayoría de los investigadores utilizan la medición de más de 12 cm para el ciego como estándar. Debido a que el diámetro del intestino grueso varía, también se considerarían las siguientes definiciones: mayor de 6.5 cm en la región rectosigmoidea y mayor de 8 cm para el colon ascendente.

Megacolon se puede dividir en las siguientes tres categorías:
- Megacolon agudo (seudoobstrucción)
- Megacolon crónico, que incluye causas congénitas, adquiridas e idiopáticas.
- Megacolon tóxico

Epidemiología

No se han realizado estudios a gran escala para determinar la prevalencia / incidencia de megacolon adquirido.

La causa más común de megacolon en todo el mundo es la infección con Trypanosoma cruzi (enfermedad de Chagas).

No se ha documentado que la raza desempeñe un papel en el megacolon.

La frecuencia de megacolon adquirido se distribuye por igual entre los sexos. El megacolon congénito (enfermedad de Hirschsprung), ocurre predominantemente en hombres.

Aunque el megacolon clínicamente crónico puede ocurrir en cualquier grupo de edad, los tipos hereditarios generalmente están presentes en pacientes jóvenes, y los tipos adquiridos generalmente están presentes en pacientes mayores.

Fisiopatología

La fisiopatología del megacolon crónico se comprende de manera incompleta. Probablemente representa una amalgama de trastornos primarios que involucran los sistemas muscular y nervioso del intestino. [3, 4]

Por ejemplo, con respecto al intestino grueso que reacciona a su contenido luminal, los ácidos grasos parecen reducir el volumen del intestino grueso proximal. Los narcóticos opiáceos, por otro lado, reducen la propensión del colon a contraerse.

El control de la contractilidad colónica es a través de una interacción compleja de los nervios colónicos intrínsecos, el control nervioso esplácnico y la entrada del sistema nervioso central. La vía común final del control nervioso intrínseco de la motilidad del colon es a través de los nervios posganglionares: nervios colinérgicos estimulantes y nervios inhibidores liberadores de óxido nítrico. La evidencia sugiere que la producción excesiva de óxido nítrico puede ser el mecanismo del megacolon tóxico en la colitis ulcerosa; Hasta el momento, no hay evidencia de un posible papel del óxido nítrico en el megacolon crónico no relacionado con la enfermedad inflamatoria intestinal.

Los estudios en modelos de ratones y en niños con seudoobstrucción crónica del colon muestran anormalidades que involucran el número y la función de las células intersticiales de Cajal (células marcapasos intestinales). Es probable que los trastornos hereditarios impliquen una maduración y función anormales de estas células, mientras que los trastornos adquiridos demuestran un menor número de ellas.

Los estudios en animales muestran que los nervios esplácnicos pueden afectar dramáticamente la motilidad del colon, tanto para contraer como para relajar el colon. Los nervios adrenérgicos extrínsecos parecen actuar principalmente al reducir la liberación de acetilcolina de los nervios posganglionares intrínsecos, aunque no se puede excluir una acción directa sobre las células del músculo liso. En este momento, los papeles respectivos de los nervios intrínsecos y esplácnicos en la inducción de megacolon aún no se han aclarado.

Wallukat y col informaron su experiencia en la distinción de distintos patrones de autoanticuerpos contra receptores acoplados a proteínas G en la miocardiopatía y megacolon de Chagas. [5] Los investigadores midieron los beta1-autocuerpos, beta2autoanticuerpos y muscarinergic2 autoanticuerpos, generalmente considerados como involucrados en la patogénesis de la miocardiopatía y megacolon de Chagas, de pacientes asintomáticos de Chagas y aquellos con cardiomiopatía y / o megacolon.

Se encontraron autoanticuerpos en casi todos los pacientes con miocardiopatía Chagas y / o megacolon; los autoanticuerpos beta1 y los autoanticuerpos muscarinergic2 fueron predominantes en aquellos con miocardiopatía de Chagas, mientras que los autoanticuerpos beta2 y los autoanticuerpos muscarinergic2 fueron predominantes en aquellos con megacolon de Chagas. [5] Del 34% de los pacientes asintomáticos que demostraron patrones similares de autoanticuerpos, el 84% de estos individuos también tenían niveles de autoanticuerpos beta1 que son típicos de la miocardiopatía de Chagas, que según los autores refleja la situación epidemiológica en América Latina: las manifestaciones clínicas se desarrollan en aproximadamente 30 % de pacientes con Chagas y miocardiopatía en aproximadamente el 90% de ellos. [5]

Wallukat y col concluyeron que medir los niveles de autoanticuerpos beta1, autoanticuerpos beta2 y autoanticuerpos muscarinergic2 pueden ser útiles para identificar potencialmente a pacientes con alto riesgo de desarrollar complicaciones potencialmente mortales de la enfermedad de Chagas, pero advirtieron que se necesitan más estudios. [5]

En otro estudio, Sanchez-Mejias y col examinaron los roles potenciales de los genes EDNRB y EDN3 en la patogénesis de la enfermedad de Hirschsprung en 196 pacientes españoles. [6] Los investigadores encontraron varias mutaciones nuevas en ambos genes, así como una mutación truncada en la isoforma alternativa de EDNRB. Además, una sobrerrepresentación de un haplotipo específico de EDN3 estaba presente en los pacientes afectados en comparación con los sujetos control. [6]

Sánchez-Mejias indicó que sus hallazgos sugieren que "la isoforma EDNRB Delta 3 podría estar jugando un papel esencial en la formación del sistema nervioso entérico" y "según la distribución del haplotipo, EDN3 podría considerarse como un gen de susceptibilidad común para la enfermedad de Hirschsprung esporádica en una manera de baja penetrancia ". [6]

Algunos expertos creen que es una práctica común separar los trastornos asociados con el megacolon crónico en los siguientes: inercia colónica (p. ej., tránsito retardado generalizado) y disinergia rectosfintérica (p. ej. , obstrucción funcional de la salida).

Etiología
Causas adquiridas de megacolon
- Enfermedad de Chagas
- Enfermedad de Parkinson
- Distrofia miotónica
- Neuropatía diabética
- Lesiones de médula espinal
- Neuropatía paraneoplásica
- Amiloidosis

- Enfermedades sistémicas
  - Esclerodermia
  - Dermatomiositis / polimiositis
  - Lupus eritematoso sistémico
  - Enfermedades mixtas del tejido conectivo

- Enfermedades metabólicas
  - Hipotiroidismo
  - Hipopotasemia
  - Porfiria
  - Feocromocitoma Enfermedades neurológicas

- Medicamentos

- Causas idiopáticas
  - Neuropatía visceral no familiar (pseudoobstrucción intestinal idiopática crónica)
  - Infecciones virales o drogas (producen lesiones del plexo mientérico)

La causa no mecánica más común de megacolon adquirido es la infección por T. cruzi (enfermedad de Chagas). [2] Esta infección resulta en la destrucción del sistema nervioso entérico [7, 8, 9]. Aunque esta enfermedad se limitó originalmente a América del Sur, las estimaciones recientes indican que 350,000 personas en los Estados Unidos son seropositivas, de las cuales se cree que un tercio tiene Enfermedad de Chagas crónica.

Causas Congénitas
- Neuropatías entéricas
  - Enfermedad de Hirschsprung (aganglionosis congénita) [2, 10]. Es causada por una mutación genética única del protooncogen RET en la banda 10q11 [2]. El defecto ocurre en 1 de cada 5000 nacimientos vivos. Algunos casos son familiares, con una incidencia general del 3,6% entre los hermanos de los casos índice [11].
  - Síndrome de Waardenburg-Shah syndrome (piebaldismo, defectos neurales y megacolon).
  - Neoplasia endocrina múltiple tipo 2A (NEM 2A) o 2B (NEM 2B)

- Miopatías viscerales
  - Encefalopatía neurogastrointestinal mitocondrial (MNGIE, siglas en inglés)
  - Neuropatía oculogastrointestinal
  - Idiopática

En el período neonatal, un ano imperforado no reconocido puede ser la causa del megacolon.

Presentación Clínica
Históricamente, el megacolon crónico se ha categorizado en dos grupos, según cuándo comienzan los síntomas. El grupo congénito experimenta el inicio del estreñimiento antes de la edad de 1 año. El grupo adquirido desarrolla síntomas después de los 10 años hasta la edad adulta.

El examen físico generalmente revela un abdomen distendido, que puede o no estar tenso. El timpanismo está invariablemente presente. El examen rectal digital puede demostrar una masa dura de heces justo por encima del anillo anorrectal. El examen rectal digital en un paciente con enfermedad de Hirschsprung puede provocar una gran cantidad de material fecal retenido. El megarrecto con un recto distendido con heces, si es crónico, tiende a abrir el ano secundario a la disfunción del mecanismo interno del esfínter. Estos pacientes pueden presentar diarrea facticia secundaria a incontinencia por rebosamiento.

Diagnóstico Diferencial
- Obstrucción intestinal / colónica (ej, neoplasias, ano imperforado, impactación fecal prolapso rectal)
- Pseudoobstrucción colónica aguda (Megacolon agudo, síndrome de Ogilvie)
- Megacolon tóxico

Enfoque Diagnóstico
Estudios de laboratorio
Los estudios de laboratorio son importantes para excluir otras etiologías, incluidas las anomalías electrolíticas (ej, calcio, magnesio, fósforo).
También se deben realizar las pruebas de función tiroidea.

Estudios de imagen
Las radiografías simples de abdomen son útiles para la detección inicial y la evaluación de la gravedad.

Las radiografías de abdomen con enema de contraste soluble pueden ser útiles en los siguientes aspectos [12]:
- Evalúa con precisión el tamaño del colon.
- Ayuda a diferenciar la presencia de megacolon, megarrecto o ambos
- Ayuda a definir la anatomía del colon.
- Puede usarse en forma terapéutica para evacuar el colon.

Para realizar el diagnóstico diferencial con la inercia colónica, se logra mejor mediante estudios de tránsito de marcadores colónicos.

Otros estudios
La manometría anorrectal puede ayudar a distinguir el megacolon congénito

del adquirido. La presencia de una respuesta inhibitoria rectoanal significa que hay ganglios intactos y que el paciente no tiene enfermedad de Hirschsprung. Si la respuesta inhibitoria está ausente, todavía se necesita una biopsia rectal para confirmar el diagnóstico de la enfermedad de Hirschsprung.

Las pruebas de latencia del nervio pudendo pueden dilucidar problemas relacionados con el movimiento peristáltico, problemas anatómicos y / o mecánicos con la evacuación y problemas relacionados con los nervios con la defecación.

La colonoscopia debe usarse para descartar una causa obstructiva / mecánica de dilatación del colon.

Hallazgos Histopatológicos
La histología es útil para determinar la etiología de la afección. Aunque la biopsia de espesor completo es el criterio estándar para establecer un diagnóstico de enfermedad de Hirschsprung, la biopsia de succión de la mucosa es adecuada en la mayoría de los casos. La ausencia de células ganglionares es característica de la enfermedad de Hirschsprung, y se usan tinciones específicas para la acetilcolinesterasa para resaltar la morfología anormal. Sin embargo, aparte de la enfermedad de Hirschsprung, la presencia de células ganglionares no especifica una causa sobre otra. Para la mayoría de los casos, no hay indicación de histología porque la enfermedad de Hirschsprung no es considerada o excluida por los hallazgos manométricos normales.

Ohkubo y col informaron que las anomalías histopatológicas pueden preceder a las manifestaciones clínicas de megacolon idiopático. [13] Compararon las características histopatológicas de los bucles dilatados y no dilatados en 53 muestras de espesor completo de 31 pacientes con megacolon idiopático con 16 muestras de 8 controles y definieron la hipoganglionosis como menos de 60 células ganglionares / cm. Los investigadores notaron la presencia de neuropatía en el 61.3% de los pacientes (n = 19), miopatía en el 35.5% (n = 11) y mesenquimopatía en el 32.2% (n = 10), con cierta superposición de subtipos. En la mayoría de los casos, hubo anomalidades histopatológicas similares entre las muestras de asa dilatada y no dilatada. [13]

Tratamiento
Tratamiento clínico
El manejo de pacientes con megacolon crónico requiere un enfoque multidisciplinario, que incluye a médicos de de atención primaria, un gastroenterólogo, un nutricionista / dietista y posiblemente un cirujano.

En ausencia de perforación, el manejo inicial es conservador. Algunos expertos creen que existe un papel para la desimpactación fecal según sea necesario y para la evacuación por enemas y supositorios.

Preste mucha atención a la exclusión de cualquier causa subyacente. Si se identifica, corrija las anomalías metabólicos y electrolitos y elimine los medicamentos que pueden influir en la motilidad del colon (por ejemplo, narcóticos, agentes anticolinérgicos, antagonistas de los canales de calcio).

El uso de la biorretroalimentación para una etiología de la inercia del colon para el megacolon crónico probablemente no sea eficaz, aunque se ha informado un tratamiento exitoso de la obstrucción de la salida funcional con biorretroalimentación.

En pacientes que requieren hospitalización, la descompresión con sondas nasogástricas y rectales puede ayudar en el tratamiento. Cuando se usan tales tubos, la experiencia anecdótica ha demostrado que los cambios frecuentes de posición para el paciente pueden ayudar a mejorar la descompresión. Si la dilatación persiste o empeora, se puede intentar la descompresión colonoscópica, considerando la colocación de un tubo de descompresión, por recto, en el lado derecho del colon. Desafortunadamente, después de la descompresión, la dilatación generalmente se repite; por lo tanto, la descompresión con colonoscopia debe considerarse cuidadosamente, ya que no está exenta de riesgos en un colon dilatado no preparado. Muchos gastroenterólogos ya no consideran la colocación de un tubo de drenaje en el momento de la colonoscopia, ya que casi siempre se obstruye con las heces y deja de funcionar rápidamente.

- El mantenimiento de un estricto programa de reentrenamiento del hábito intestinal es importante. Por lo tanto, más allá de las opciones anteriores para el tratamiento del megacolon agudo, el régimen recomendado para el megacolon crónico en un paciente estable es el siguiente:
- Vacíe el intestino (p. Ej., Laxantes osmóticos, enemas, supositorios, catárticos, desimpactación digital).
- Practique un programa de reentrenamiento del hábito intestinal (p. Ej., Horarios programados para defecar, mayor actividad física si es posible).
- Consumir agentes de carga / agentes intestinales.
- Lentamente altere / individualice el régimen.

Tratamiento Quirúrgico

El cuidado quirúrgico generalmente se recomienda si la dilatación es persistente o empeora después de que se hayan agotado las medidas médicas anteriores. Las opciones quirúrgicas de megacolon incluyen colectomía abdominal total con anastomosis ileorrectal, proctocolectomía total con ileostomía y proctocolectomía total con anastomosis ileoanal, según el sitio del colon afectado. La colectomía abdominal total con anastomosis ileorrectal es la operación de elección de megacolon con recto de tamaño normal.

Dieta

Los pacientes con megacolon adquirido crónico deben seguir una dieta alta en fibra y alta ingesta de líquidos, que generalmente ayuda a disminuir el estreñimiento. Algunos pacientes con estreñimiento severo afirman que una dieta alta en fibra produce una mayor dificultad con la hinchazón y el estreñimiento.

Pronóstico

El pronóstico está relacionado con la gravedad del megacolon y la gravedad de las enfermedades comórbidas del paciente. Aunque algunos pacientes no pueden ser manejados con ningún tipo de programa intestinal y requieren cirugía rápidamente, otros pacientes pueden mantenerse con un programa intestinal estricto. Sin embargo, no se han realizado estudios longitudinales detallados para evaluar asociaciones o indicadores pronósticos estrictos. No se han realizado estudios a gran escala para determinar la prevalencia /

incidencia de megacolon adquirido. Sin embargo, una vez presente, el riesgo aproximado de una perforación espontánea por megacolon no tóxico es del 3%.

Complicaciones

La complicación más peligrosa es la perforación, que rara vez ocurre. La perforación generalmente se debe a una sobredistensión del intestino o a una úlcera estercorácea. Si la etiología es sobredistensión, la perforación ocurre típicamente en el ciego. Las úlceras estercoráceas ocurren típicamente en la región sigmoidea / rectosigmoidea.

1.Camilleri M. *Acute and chronic pseudo-obstruction. Felman M, Friedman LS, Sleisenger MH, eds. Sleisenger & Fordtran's Gastrointestinal and Liver Disease. 8th ed. Philadelphia, Pa: Saunders; 2007. 2679-702.*

2.Camilleri M. *Dysmotility of the small intestine and colon. Yamada T, ed. Textbook of Gastroenterology. 4th ed. Philadelphia, Pa: Lippincott Williams & Wilkins; 2003. Vol 1: 1486-529.*

3.Camilleri M, Wieben E, Eckert D, et al. *Familial chronic megacolon presenting in childhood or adulthood: Seeking the presumed gene association. Neurogastroenterol Motil. 2019 Apr. 31(4):e13550. [Medline].*

4.Gibbons D, Camilleri M, Nelson AD, Eckert D. *Characteristics of chronic megacolon among patients diagnosed with multiple endocrine neoplasia type 2B. United European Gastroenterol J. 2016 Jun. 4(3):449-54. [Medline]. [Full Text].*

5.Wallukat G, Munoz Saravia SG, Haberland A, et al. *Distinct patterns of autoantibodies against G-protein-coupled receptors in Chagas' cardiomyopathy and megacolon. Their potential impact for early risk assessment in asymptomatic Chagas' patients. J Am Coll Cardiol. 2010 Feb 2. 55(5):463-8. [Medline].*

6.Sanchez-Mejias A, Fernandez RM, Lopez-Alonso M, Antinolo G, Borrego S. *New roles of EDNRB and EDN3 in the pathogenesis of Hirschsprung disease. Genet Med. 2010 Jan. 12(1):39-43. [Medline].*

7.da Silveira AB, de Araujo FF, Freitas MA, et al. *Characterization of the presence and distribution of Foxp3(+) cells in chagasic patients with and without megacolon. Hum Immunol. 2009 Jan. 70(1):65-7. [Medline].*

8.da Silveira AB, Freitas MA, de Oliveira EC, et al. *Glial fibrillary acidic protein and S-100 colocalization in the enteroglial cells in dilated and nondilated portions of colon from chagasic patients. Hum Pathol. 2009 Feb. 40(2):244-51. [Medline].*

9.Ribeiro BM, Crema E, Rodrigues V Jr. *Analysis of the cellular immune response in patients with the digestive and indeterminate forms of Chagas' disease. Hum Immunol. 2008 Aug. 69(8):484-9. [Medline].*

10.Martucciello G. *Hirschsprung's disease, one of the most difficult diagnoses in pediatric surgery: a review of the problems from clinical practice to the bench. Eur J Pediatr Surg. 2008 Jun. 18(3):140-9. [Medline].*

11.Moore SW, Maluleke T, El Hosny AA. *Is Hirschsprung disease a purely neurological condition? A study of the Actin G2 smooth muscle gene in Hirschsprung disease. J Pediatr Surg. 2019 Mar 1. [Medline].*

12.Orno AK, Lovkvist H, Marsal K, von Steyern KV, Arnbjornsson E. *Sonographic visualization of the rectoanal inhibitory reflex in children suspected of having Hirschsprung disease: a pilot study. J Ultrasound Med. 2008 Aug. 27(8):1165-9. [Medline].*

13.Ohkubo H, Masaki T, Matsuhashi N, et al. *Histopathologic findings in patients with idiopathic megacolon: a comparison between dilated and non-dilated loops. Neurogastroenterol Motil. 2014 Apr. 26(4):571-80. [Medline].*

14.Barnes PR, Lennard-Jones JE, Hawley PR, Todd IP. *Hirschsprung's disease and idiopathic megacolon in adults and adolescents. Gut. 1986 May. 27(5):534-41.*

15. *de Oliveira GM, de Melo Medeiros M, et al. Applicability of the use of charcoal for the evaluation of intestinal motility in a murine model of Trypanosoma cruzi infection. Parasitol Res. 2008 Mar. 102(4):747-50. [Medline].*

16. *Harari D, Minaker KL. Megacolon in patients with chronic spinal cord injury. Spinal Cord. 2000 Jun. 38(6):331-9. [Medline].*

17. *Krishnamurthy S, Heng Y, Schuffler MD. Chronic intestinal pseudo-obstruction in infants and children caused by diverse abnormalities of the myenteric plexus. Gastroenterology. 1993 May. 104(5):1398-408. [Medline].*

18. *Lane RH, Todd IP. Idiopathic megacolon: a review of 42 cases. Br J Surg. 1977 May. 64(5):307-10. [Medline].*

19. *Manoel-Caetano Fda S, Carareto CM, Borim AA, Miyazaki K, Silva AE. kDNA gene signatures of Trypanosoma cruzi in blood and oesophageal mucosa from chronic chagasic patients. Trans R Soc Trop Med Hyg. 2008 Nov. 102(11):1102-7. [Medline].*

20. *Metcalf AM, Phillips SF, Zinsmeister AR, et al. Simplified assessment of segmental colonic transit. Gastroenterology. 1987 Jan. 92(1):40-7. [Medline].*

21. *Miyamoto M, Egami K, Maeda S, et al. Hirschsprung's disease in adults: report of a case and review of the literature. J Nippon Med Sch. 2005 Apr. 72(2):113-20. [Medline].*

22. *Nicholls RJ, Kamm MA. Proctocolectomy with restorative ileoanal reservoir for severe idiopathic constipation. Report of two cases. Dis Colon Rectum. 1988 Dec. 31(12):968-9. [Medline].*

23. *Porter NH. Megacolon: a physiological study. Proc R Soc Med. 1961 Dec. 54:1043-7. [Medline]. [Full Text].*

24. *Preston DM, Lennard-Jones JE, Thomas BM. Towards a radiologic definition of idiopathic megacolon. Gastrointest Radiol. 1985. 10(2): 167-9. [Medline].*

25. *Stabile G, Kamm MA, Hawley PR, Lennard-Jones JE. Colectomy for idiopathic megarectum and megacolon. Gut. 1991 Dec. 32(12):1538-40. [Medline].*

26. *Stryker SJ, Pemberton JH, Zinsmeister AR. Long-term results of ileostomy in older patients. Dis Colon Rectum. 1985 Nov. 28(11):844-6. [Medline].*

27.Yadav AK, Mishra K, Mohta A, Agarwal S. Hirschsprung's disease: is there a relationship between mast cells and nerve fibers?. World J Gastroenterol. 2009 Mar 28. 15(12):1493-8. [Medline]. [Full Text].

28.O'Dwyer RH, Acosta A, Camilleri M, Burton D, Busciglio I, Bharucha AE. Clinical features and colonic motor disturbances in chronic megacolon in adults. Dig Dis Sci. 2015 Aug. 60(8):2398-407. [Medline]. [Full Text].

29.Singer CE, Cosoveanu CS, Ciobanu MO, et al. Hirschprung's disease in different settings - a series of three cases from a tertiary referral center. Rom J Morphol Embryol. 2015. 56(3):1195-200. [Medline]. [Full Text].

30.Patricia Lange, MD. Hirschsprung disease. American Pediatric Surgical Association. Available at https://www.eapsa.org/parents/conditions/f-o/hirschsprung-disease/. November 2016; Accessed: September 24, 2019.

31. Ian Bickle, Rishi Agrawal et al. Hirschsprung disease. Radiopaedia. Available at https://radiopaedia.org/articles/hirschsprung-disease. Accessed: September 24, 2019.

CAPÍTULO 4 (c.)

Juan Francisco Jácome Calle

Enfermedad Diverticular del Colon

Enfermedad diverticular del Colon
Introducción

Los divertículos corresponden a estructuras similares a las hernias que comprenderán tejidos de mucosa y submucosa de las capas musculares de la región afectada, en este caso el tejido muscular del colon. A estas hernias (globos o dilataciones del intestino grueso)   también se las denomina protrusiones saculares por su forma. (Depositphotos, 2019) (Juan Mileidis y Susana Contreras, 2019) (Rocabruna, 2015) (Román, 2005) (Elsy García, 2008)

Las neo formaciones no presentaran al momento de su diagnóstico complicaciones para ser denomina diverticulosis. (Elsy García, 2008) (Figura 1)

Figura 1, Anatomía Enfermedad Diverticular del Colon

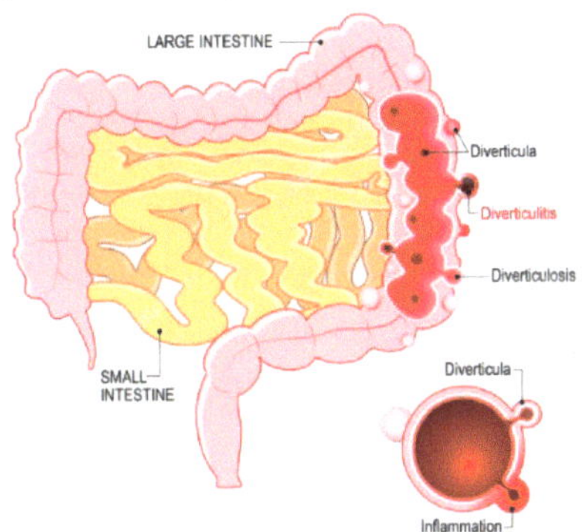

(Depositphotos, 2019)

Dependiendo de la evolución cronológica de las saculaciones estas pueden llegar a medir entre 0.5 y 2 centímetros de diámetro. (Queja, 2017) (Adolfo Parra y David Nicolás, 2013)

El progreso evolutivo de las protrusiones saculares será muy diverso en dependencia de varios factores. La enfermedad diverticular situada en el colon puedo ir desde una enfermedad asintomática, hasta la perforación de todas las capas del colon y con ello una hemorragia sumada a la perforación del colon. (Rocabruna, 2015) (Elsy García, 2008)

Geográficamente se ha visto una mayor distribución de la patología diverticular en occidente pudiendo alcanzar a más del 9 por ciento de la población, siendo las personas de mayor edad más propensas a tenerla y teniendo una predilección por el sexo femenino y predilección por personas que atraviesen algún grado de obesidad. (Depositphotos, 2019) (Juan Mileidis y Susana Contreras, 2019) (Román, 2005)

Su ubicación anatómica más frecuente es la zona sigmoidea a excepción de la población asiática donde se encuentra ubicada esta patología en colon ascendente. (Queja, 2017)

Con respecto a la distribución etaria, como se ha mencionado entre mayor sea la edad de la población más riesgo de padecerla, por lo que solo se ha encontrado una incidencia de menos del 5 por ciento en menores de 40 años, siendo que no se da la patología colonica estudiada en recién nacidos. (Juan Mileidis y Susana Contreras, 2019) (Román, 2005) Anatómicamente presenta una distribución de predominio en hemicolon derecho. (Tabla 1) (Tabla 2)

Tabla 1, Prevalencia de Diverticulosis Según Edad

EDAD	PREVALENCIA EN PORCENTAJE
<40 años	5 %
40-60 años	30 %
60-80 años	65 %

(Adolfo Parra y David Nicolás, 2013)

Tabla 2, Prevalencia de Diverticulosis Según Genero

EDAD	PREVALENCIA EN PORCENTAJE
<50 años	Más frecuente en el sexo masculino
50-70 años	Levemente más frecuente en el sexo femenino
>70 años	Más frecuente en el sexo femenino

(Adolfo Parra y David Nicolás, 2013)

Etiopatogenia

Los diverticulos se van formando en los sitios con mayor labilidad de la musculatura circular del colon, en el lugar de inserción de la vasa recta (arterias pequeñas del colon) de forma intramural. Al alterarse las estructuras de sostén físico por variaciones como trastornos motores se perderá la rigidez y con ello aumenta la posibilidad de formación de hernias en la musculatura del colon. (Queja, 2017) (Figura 2)

Figura 2, Estructuras Implicadas en la Enfermedad Diverticular del Colon

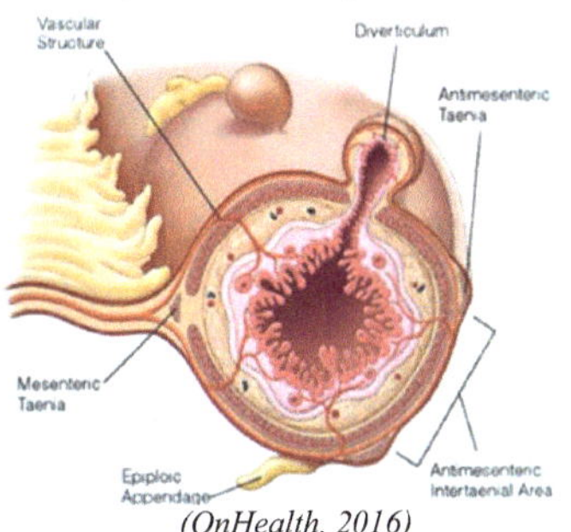

(OnHealth, 2016)

Existe una suma de factores secuenciales que irán formando un aumento de presión y predisposición en la formación de protrusiones saculares en el colon. Al engrosarse las capas musculares colonicas longitudinales y las circulares por aumento de elastina sumado al aumento de la actividad motora colonica se forma un aumento de la presión interna junto al aumento de la segmentación intestinales, lo que dará como resultado un enlentecimiento del trasporte intestinal de su contenido y al existir esta condición se dará una mayor absorción de líquidos en el colon. Al sumar todos los factores mencionados la presión intraluminal y el trabajo motor en la pared del colon facilitara la formación de protrusiones saculares. (Queja, 2017) (González, 2015)

Lo antes mencionado no es una ley secuencial estricta a darse para todos los pacientes que sufren esta patología, uno o varios puntos no se pueden dar en las personas afectadas o se pueden dar en distinto orden. Adema existen otros medios por los cuales se puedan generar protrusiones saculares en el colon, como es una denervacuon vagal generalmente producto del envejecimiento. (González, 2015) (Elsy García, 2008)

En base a los datos estadísticos que revelan un mayor número de casos en occidente se puede amalgamar   esta información juntándola a los estilos alimenticios, donde una causa que predispone esta patología es la falta de fibra en la dieta del mundo occidental. Al existir un consumo mínimo de fibra el material fecal pierde consistencia y aumenta su tiempo de estancia en el colon, sumado a una dieta basada en alimentos refinados principalmente carbohidratos de rápida absorción, se enlentecerá mas aun el tránsito intestinal. (Juan Mileidis y Susana Contreras, 2019) (Queja, 2017)

De igual manera que un bajo consumo de fibra predispone a la formación de protrusiones saculares, el sedentarismo y la obesidad en sus distintos grados hace su arte en la enfermedad colonica estudiada. (González, 2015) (Juan Mileidis y Susana Contreras, 2019)

Finalmente un factor predisponente de formación de saculos será el consumo prolongado de AINES según a podido ser demostrado posterior a estudios. (González, 2015)

Diverticulosis no Complicada
Clínica
La clínica de la diverticulosis en su mayoría de ocasiones es inexistente, esto

ocurre en más del 75 por ciento de la población afectada. De existir sintomatología esta será inespecífica abdominal, donde se podrá encontrar: dolor abdominal (con predomino en hemiabdomen derecho); meteorismo; cambios en el habito intestinal y estreñimiento. El dolor mencionado se exacerba posterior a las ingestas e inicia su desaparición posterior a la defecación. (González, 2015) (Elsy García, 2008)

Por todas estas características este cuadro es fácilmente encubierto por un diagnóstico de intestino / colon irritable. (Queja, 2017)

Diagnostico
El medio de diagnostico a elección en pacientes sintomáticos será la colonoscopia, (Figura 3) que además de sus beneficios por sensibilidad y especificidad, permite descartar la presencia de neoplasias en su ejecución o por la toma de muestras para un estudio histopatológico, que en otras técnicas diagnostica no se lograría como en el enema opaco. En el enema opaco se permite la visualización de protrusiones saculares incluso del número de ellas, pero con tasas de error elevada para pólipos y neoplasias en población superior a los 50 años de edad que es el grupo etario con mayor número de afecciones por enfermedades diverticulares de colon, disminuyendo así su utilidad en el diagnóstico. (Figura 4) Es importante destacar que no existe evidencia sobre aumento de riesgo de perforación en el empleo de la colonoscopia para el diagnóstico de diverticulosis no complicada. (Román, 2005) (González, 2015)

Figura 3, Colonoscopia de Diverticulosis Colonica

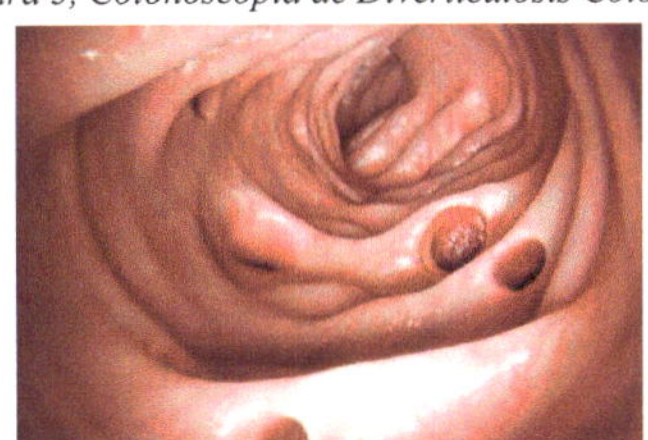

(Healthcare, 2018)

Figura 4, Enema Opaco

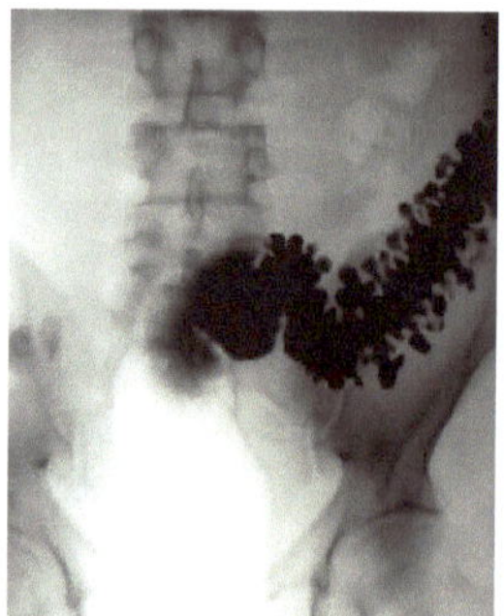

(Suarez, 2016)

Tratamiento

De no existir sintomatología y de ser un hallazgo accidental no se requerirá tratamiento farmacológico o seguimiento del caso. (Queja, 2017)   (Raña Garibaya, 2019)

Al ya existir enfermedad diverticular el tener una dieta rica en fibra mejorara las condiciones del paciente, esto gracias a que el volumen fecal aumenta disminuyendo así la presión en la luz del colon acelerando el tránsito intestinal, además la fibra insalubre forma eses voluminosas, descendiendo la patología y defendiendo la presión intracolonica a rangos normales o cercanos a estos. (T. Murphy, R hunt, M Friend y J Krabshuis, 2014) El consumo de fibra debe ser de un mínimo de 32g al día para conseguir los beneficios mencionados, esto se puede encontrar en pan integral, cereales, fruta, etc. (Román, 2005) Por lo mismo esta enfermedad es menos frecuente en poblaciones vegetarianas. (T. Murphy, R hunt, M Friend y J Krabshuis, 2014) (Queja, 2017) (Raña Garibaya, 2019)

Como medida farmacológica se utilizara el antibiótico no absorbible rifaximina, con el objetivo de eliminar o impedir la formación de gas intraluminal producido por fermentación bacteriana que cause sintomatología como dolor y distención abdominal. (González, 2015)

Existe evidencia que el uso de prebióticos y mesalazina combinados ayuda a la prevención de recurrencia de la diverticulosis sintomática. (González, 2015)

Diverticulosis Complicada
Diverticulitis
Complicación de enfermedad diverticular que ocupa la mayor incidencia, siendo esta superior al 20 por ciento del total de complicaciones diverticulares, ocasionada por fricción en la mucosa colonica que por lo general será debida a un fecalito alojado o impactado que producirá inflamación localizada necrotizante del o los divertículos que alojen fecalitos. (Rocabruna, 2015) (Román, 2005) (Elsy García, 2008) (Figura 5)

Figura 5, Diverticulitis Colonica Visualizada por Colonoscopia

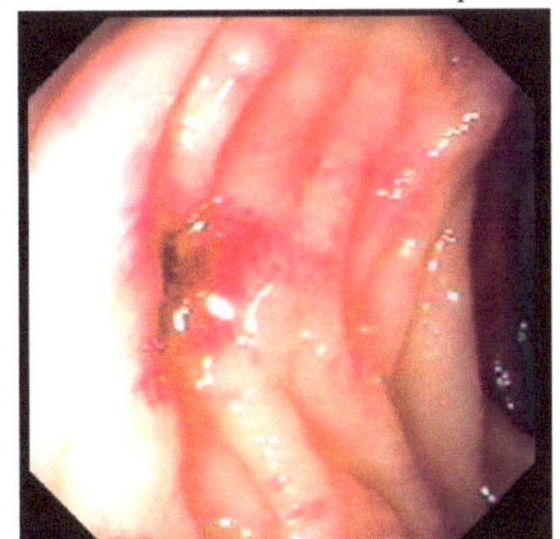

(Corp, 2019)

Existen dos clasificaciones para las diverticulitis, la primera de estas donde se divide en cosos de diverticulitis complicados y no complicados, siendo la complicada cuando aparecen signos de:

- Obstrucción
- Absceso
- Fístula
- Perforación libre a peritoneo (Rocabruna, 2015) (Queja, 2017)

Estos casos de diverticulitis no complicadas corresponden al 75 por ciento de deverticulitis, el restante 25 por ciento representa a las diverticulitis complicadas. (Juan Mileidis y Susana Contreras, 2019) (T. Murphy, R hunt, M Friend y J Krabshuis, 2014) (Elsy García, 2008)

Mientras que la diverticulitis no complicada será cuando el cuadro se limita a la aparición de una peridiverticulitis o un flemón (podrían ser ambos a la vez). (Rocabruna, 2015) (Raña Garibaya, 2019)

Tabla 3, Clasificacion Hinchey Diverticulitis

ESTADIOS	CARACTERÍSTICAS
Estadio I	Absceso pericólico localizado
Estadio II	Absceso a distancia (retroperitoneal o pélvico)
Estadio III	Peritonitis purulenta por rotura de un absceso pericólico
Estadio IV	Peritonitis fecal con perforación libre de un divertículo

(Adolfo Parra y David Nicolás, 2013)

Clínica

De tratarse de una diverticulitis sigmoidea el síntoma cardinal será el dolor abdominal localizado en fosa iliaca izquierda (dolor similar a apendicitis pero del lado contrario) (Román, 2005), y de tratarse de una diverticulitis derecha habrá que realizar el diagnóstico diferencial de una apendicitis al inicio del abordaje médico. (Juan Mileidis y Susana Contreras, 2019) (Queja, 2017) (Elsy García, 2008)

La fiebre se presentara por la infección que se da en la mucosa colonica, esta infección e inflamación de la mucosa colonica igualmente manifestara en el paciente afectado: deposiciones diarreicas (que pueden estar acompañadas por rastros de sangre), estreñimiento (secundario a la irritación peritoneal y atrapamiento de asas en el intestino delgado) y nauseas. (Juan Mileidis y Susana Contreras, 2019) Por lo general existen antecedentes de crisis símiles en el pasado referido por el paciente. (Rocabruna, 2015)

Se debe también tener en cuenta que la irritación colonoca puede exacerbarse a una irritación vesical, provocando sintomatología urinaria e incluso se pueden provocar fistulas colovesicales, por anatomía esto se dará en el sexo masculino mas no en el femenino a menos de existir histerectomías previas. (Adolfo Parra y David Nicolás, 2013)

Diagnostico

El diagnostico en caso agudos esta vasado en la clínica referida por el paciente más un examen físico con signos de: dolor a la palpación superficial y profunda (irritación peritoneal); signos de emplastamiento con efecto se masa; en cuanto a laboratorio la mitad de los pacientes presentara leucocitosis. Dependiendo del estado del colon en la radiografía simple de abdomen se podrá observar: distensión de asas; niveles hidroaereos y neumoperitoneo de ocurrir ya una perforación. (Rocabruna, 2015) (Elsy García, 2008)

Se debe tener en cuenta que la tomografía computarizada (puede valorar alteraciones colonicas intra y extra luminales) tiene mejor especificidad y sensibilidad que el resto de pruebas de imagen. Se puede potenciar la tomografía computarizada de ser usada con contraste soluble por vía oral y contraste intravenoso. Se puede usar la tomografía computarizada como tratamiento en casos que ameriten drenaje percutáneo de abscesos, además esta técnica de imagen nos permite definir afecciones de órganos adyacentes, descartar afecciones en apéndice o ginecológicas. (Román, 2005) (T. Murphy, R hunt, M Friend y J Krabshuis, 2014)

La ecografía también tiene su importancia y funcionalidad con mayor énfasis en personas delgadas. Entre las ventajas de la ecografía encontramos:
* Posibilidad de intervención terapéutica (similar a la de la tomografía computarizada al guiar drenajes percutáneos)
* Visualización de engrosamiento mural
* Visualización de abscesos

- Bajo costo
- Método no invasivo
- Se puede realizar diagnóstico diferencial en mujeres (Rocabruna, 2015) (Queja, 2017)

Siempre se debe tener en cuenta que la ecografía es operador dependiente y la pericia del operador influirá en gran medida al diagnóstico final. (Figura 6)

Figura 6, Diverticulitis Colonica Visualizada por Ecografía

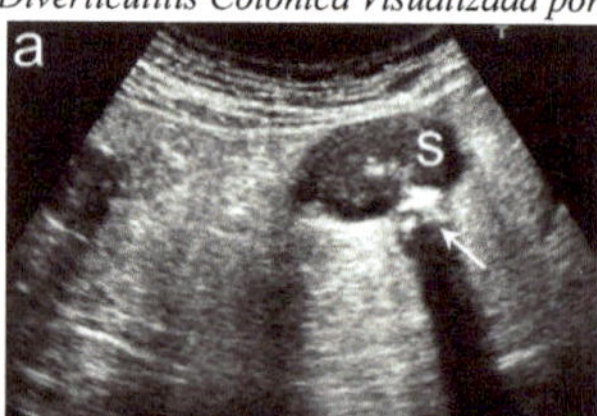

(José Artigas, Ylenia Navarro y Alfonso Romeo, 2017)

Al ser la diverticulitis aguda un proceso extramural el enema opaco a baja presión bajo pantalla de televisión no tendrá mucha eficacia como la tomografía computarizada o la ecografía, a esto se debe sumar el riesgo en la realización de esta técnica por lo que siempre se la debe hacer con baja presión en búsqueda de no ocasionar complicaciones. (Rocabruna, 2015) (González, 2015)

Finalmente la colonoscopia se encuentra contraindicada en los casos agudos por el riesgo que representa. El riesgo de perforación disminuye después de la resolución del cuadro agudo y es necesario para el descarte de otro tipo de patologías como cáncer colorrectal (T. Murphy, R hunt, M Friend y J Krabshuis, 2014)

Tratamiento
Diverticulitis no complicada
De existir sintomatología leve, buena tolerancia oral y no haber evidencia

alguna de enfermedad diverticular complicada se puede tener un tratamiento ambulatorio. El tratamiento ambulatorio correspondería a aproximadamente un tercio de los pacientes. (Queja, 2017) (González, 2015)

El tratamiento ambulatorio se basara en dieta líquida y antibióticos por vía oral que ataquen a anaerobios y bacilos gramnegativos. El tratamiento ambulatorio se lo debe establecer por un periodo mínimo de 7 días. Importante destacar que no se puede utilizar opiáceos en el tratamiento por aumento de la presión intracolonica. (Rocabruna, 2015) (Elsy García, 2008) (Raña Garibaya, 2019)

De no existir mejora en las primeras cuarenta y ocho a setenta y dos horas se deberá hospitalizar al paciente para realizar estudios de complicaciones, además se dará reposo intestinal y se cambara la antibioticoterapia de vía oral a intravenosa. (Rocabruna, 2015) (Román, 2005) (González, 2015)

Posterior a la resolución del cuadro agudo, como ya se ha mencionado en necesario realizar una colonoscopia para descartar proceso neoplásicos, esto se lo puede hacer entre las seis y ocho semanas posteriores a la resolución. Además se aumentara en consumo de fibra por los efectos beneficiosos ya mencionados. (Román, 2005) (González, 2015)

Posterior a un segundo episodio de diverticulitis aguda no complicada se recomienda el tratamiento quirúrgico después de la resolución del cuadro inflamatorio para evitar recurrencias posteriores, esto debido al aumento del riesgo de mortalidad posterior al segundo episodio. De estar el paciente inmunocomprometido es recomendable acudir a una resolución quirúrgica posterior al primer episodio por la agresividad de esta patología. (Elsy García, 2008) (Raña Garibaya, 2019)

Posterior al tratamiento del paciente en su fase aguda se debe corregir los hábitos alimenticios y el peso del paciente en el caso de que este presente obesidad. (Rocabruna, 2015) (González, 2015)

En cuanto al tratamiento quirúrgico, el abordaje laparoscópico ofrece mayores beneficios como son:

- Menor índice de infecciones quirúrgicas
- Menor requerimiento de trasfusiones
- Menor número de íleos postoperatorio (Elsy García, 2008)

Diverticulitis Complicada

Esta es la complicación supurativa de la diverticulitis, que vendrá acompañada con un laboratorio de leucocitosis y una clínica de intenso dolor, fiebre y escalofrios. Su diagnóstico será basado en métodos de imagen como ecografía y tomografía computarizada. (Román, 2005) (González, 2015)

En cuanto al tratamiento el tamaño del obseso será un criterio que dictamine el proceder, ya que si es pequeño se lo puede manejar con antibioticoterapia de modo intravenoso, pero de ser grande (mayor a los cuatro centímetros) la terapia será el drenaje percutáneo. De esta manera los únicos criterios para un tratamiento quirúrgico serian:

- Difícil abordaje
- Multi loculados
- Casos refractarios de drenaje previo (Adolfo Parra y David Nicolás, 2013) (González, 2015)

Fistula

En los varones predomina la fistula colovesical por su proximidad anatómica, donde se encontraran síntomas de neumaturia y fecaluria. (González, 2015)

Después de esta en incidencia de complicaciones fistulares de la enfermedad diverticular se encuentra la fistula colovaginal, coloenterica y colouterina cada una con su clínica especifica. (Rocabruna, 2015) (González, 2015) (Elsy García, 2008)

Con respecto al método diagnóstico, es de gran ayuda la tomografía computarizada para la observación de la patología y de la inflamación pericolica existente. En esta complicación no es de gran ayuda el enema opaco que tiende a fallar en el diagnostico en la mitad de los casos estudiados. (T. Murphy, R hunt, M Friend y J Krabshuis, 2014)

El tratamiento de esta complicación es netamente quirúrgico (Adolfo Parra y David Nicolás, 2013)

Obstrucción
Compilación que se puede presentar en procesos agudos o crónicos. Esta se da tanto por edema e inflación, resolviéndose las obstrucciones en estos casos con la desaparición de la inflamación y edema. (T. Murphy, R hunt, M Friend y J Krabshuis, 2014) (González, 2015)

De tratarse la obstrucción por un absceso se deberá analizar el caso para solucionar el problema por drenaje percutáneo o cirugía, según lo ya mencionado anteriormente como criterios quirúrgicos de tratamiento de abscesos colonices en enfermedad diverticular de colon. (González, 2015)

Finalmente puede darse el caso que la oclusión colonica se dé posterior a la reparación quirúrgica del mismo, formando una estenosis retráctil donde será necesario nuevamente una intervención quirúrgica del segmento afectado. (Queja, 2017) (Adolfo Parra y David Nicolás, 2013)

1.*Adolfo Parra y David Nicolás. (2013). INTESTINO DELGADO Y COLON. Asturias: Hospital Universitario de Canarias.*

2.*Corp, M. S. (30 de 10 de 2019). Manual MSD version para profecionales . Recuperado el 13 de 11 de 2019, de https://www.msdmanuals.com/es-es/professional/trastornos-gastrointestinales/enfermedad-diverticular/diverticulitis-col%C3%B3nica*

3.*Depositphotos. (31 de 10 de 2019). Depositphotos. Recuperado el 31 de 10 de 2019, de Depositphotos: https://sp.depositphotos.com/305617812/stock-illustration-diverticulosis-and-diverticulitis.html*

4.*Elsy García, O. D. (2008). Diverticulosis de colon. Actualización. MEDIGRAPHIC, 91-97.*

5.*González, J. (2015). ENFERMEDAD DIVERTICULAR. REVISTA MEDICA DE COSTA RICA Y CENTROAMERICA LXXI, 411-416.*

6.*Healthcare, W. (3 de 12 de 2018). 2019 WebConsultas Healthcare, S.A. Recuperado el 13 de 11 de 2019, de https://www.webconsultas.com/categoria/salud-al-dia/diverticulosis*

7.*José Artigas,Ylenia Navarro y Alfonso Romeo. (2017). Protocolo de actuación en la diverticulitis. US versus TC. SERAU.*

8.*Juan Mileidis y Susana Contreras. (2019). ENFERMEDAD DIVERTICULAR DEL COLON. Fundación Española del Aparato Digestivo.*

9.*OnHealth. (06 de 01 de 2016). OnHealth. Recuperado el 12 de 11 de 2019, de https://www.onhealth.com/content/1/diverticulitis_diverticulosis*

10.*Queja, D. F. (2017). Enfermedad diverticular: mitos y realidades. Rev MEd Chile, 209-218.*

11.*Raña Garibaya, S. N. (2019). Consenso mexicano sobre el diagnóstico y tratamiento de la enfermedad diverticular del colon. GASTROENTEROLOGIA DE MEXICO, 220-240.*

12.*Rocabruna, R. (2015). Colonic diverticular disease: diagnosis and treatment. Temas de actualización del Manual de procedimientos de diagnóstico y tratamiento en cirugía general.*

13.*Román, F. M. (2005). Enfermedad diverticular del colon. Revista Española de Enfermedades Digestivas, 1130-0108.*

14.*Suarez, J. (1 de 8 de 2016). Exploraciones Diagestivas Funciones . Recuperado el 12 de 11 de 2019, de https://funcionales.es/monografias/diverticulos-del-colon/*

15.*T. Murphy, R hunt, M Friend y J Krabshuis. (2014). Enfermedad Diverticular. World Gastroenterology Organisation Practice Guidelines.*

CAPÍTULO 4 (d.)

Katherine Lissette Jaramillo Gracia

Enfermedad Inflamatoria Intestinal

Enfermedad Inflamatoria Intestinal

Definiciones

La enfermedad inflamatoria intestinal (EII) se compone de dos trastornos principales: colitis ulcerosa y enfermedad de Crohn. La colitis ulcerosa afecta el colon, mientras que la enfermedad de Crohn puede involucrar cualquier componente del tracto gastrointestinal desde la boca hasta el área perianal. (Peppercorn, 2019)

Colitis ulcerosa (CU): la colitis ulcerosa es una afección inflamatoria crónica caracterizada por episodios recurrentes y remitentes de inflamación limitados a la capa mucosa del colon. Casi siempre involucra el recto, y la extensión a menudo involucra porciones más proximales del colon de manera continua. Se han utilizado diferentes términos para describir el grado de participación.

- La proctitis ulcerosa se refiere a una enfermedad limitada al recto (dentro de los 18 cm del borde anal, distal a la unión rectosigmoidea)
- La proctosigmoiditis ulcerosa se refiere a una enfermedad limitada al recto y al colon sigmoide y que no afecta al colon descendente.
- La colitis del lado izquierdo se define como una enfermedad que se extiende más allá del recto, desde el colon sigmoide y hasta la proximidad de la flexión esplénica.
- La colitis extensa se refiere a la enfermedad que se extiende proximal a la flexión esplénica.

La gravedad de la colitis ulcerosa generalmente se clasifica como enfermedad leve, moderada o grave; sin embargo, las definiciones de actividad de la enfermedad pueden variar según el índice o puntaje específico que se utilice. (Peppercorn, 2019)

Enfermedad de Crohn (EC): la enfermedad de Crohn se caracteriza por inflamación transmural y por zonas de salto de participación (es decir, segmentos de intestino de aspecto normal interrumpidas por áreas de enfermedad). La naturaleza inflamatoria transmural de la enfermedad de Crohn puede conducir a fibrosis o estenosis y a presentaciones clínicas obstructivas que no se observan típicamente en pacientes con colitis ulcerosa.

La inflamación transmural también puede producir tractos sinusales, dando lugar a microperforaciones y formación de fístulas. La enfermedad de Crohn con mayor frecuencia involucra el íleon y el colon proximal; sin embargo, cualquier parte del tracto gastrointestinal puede verse afectada. (Peppercorn, 2019)

Epidemiologia

La incidencia y prevalencia de la enfermedad de Crohn y la colitis ulcerosa parecen ser menores en Asia y Oriente Medio; sin embargo, en algunos países recientemente industrializados en África, Asia y América del Sur, la incidencia de EII ha aumentado. Parece haber un gradiente de norte a sur con tasas de incidencia más altas tanto de la enfermedad de Crohn como de la colitis ulcerosa en los lugares del norte en comparación con las latitudes del sur. Esta tendencia puede estar relacionada con una menor exposición a la luz solar y la vitamina D como factores de riesgo para la EII. (Peppercorn, 2019) (Merino, 2016)

Datos Demográficos

Edad: La edad de inicio para pacientes con colitis ulcerosa y enfermedad de Crohn es entre los 15 y 30 años, aunque la EII puede presentarse a cualquier edad, aunque parece haber diferencias en la incidencia de la enfermedad de Crohn, en la edad. En un estudio denominado Rochester, la edad mas joven se asocio con mayor incidencia de padecer enfermedad de Crohn.

Genética: Existe una agregación familiar: aproximadamente el 20% de los individuos tienen otro familiar afectado. Los familiares de primer grado tienen un riesgo diez veces superior de padecer la enfermedad.

Sexo: Existe pequeñas diferencias en la incidencia de la EII por sexo. Hay un ligero predominio femenino en la enfermedad de Crohn de inicio en el adulto, lo que sugiere que los factores hormonales pueden desempeñar un papel en la aparición de la enfermedad. A diferencia de la colitis ulcerosa con un predominio masculino.

Raza y etnia: La EII es mas común en las poblaciones judías en comparación con las no judías. La EII es menor en poblaciones negras e hispanas en comparación con las blancas. Sin embargo las diferencias raciales están relacionadas con factores ambientales como de estilo de vida, así también por factores genéticos.

Factores de estilo de vida

El tabaquismo es un factor de riesgo para la enfermedad de Crohn, pero el mismo puede reducir el riesgo de desarrollar colitis ulcerosa. La actividad física se ha asociado con una disminución del riesgo de la enfermedad de Crohn, pero no de la colitis ulcerosa. Entre los factores dietéticos encontramos que el alto consumo de fibra particularmente de frutas y vegetales crucíferos se ha asociado con una disminución en el riesgo de enfermedad de Crohn, pero no de colitis ulcerosa. En cuanto al consumo de grasas totales, grasas animales y ácidos grasos poliinsaturados se ha correlacionado con una mayor incidencia de colitis ulcerosa y enfermedad de Crohn. La vitamina D esta inversamente asociada con el riesgo de enfermedad de Crohn y que la deficiencia de esta es común entre los pacientes con EII. Los (AINE)pueden aumentar el riesgo de desarrolar EII. (Peppercorn, 2019)(Merino, 2016)(Bernstein et al., 2015)

Etiologia

Dado que no se conoce la etiología, solo existen teorías para explicar la patogenia:

Factores Genéticos: Se apoyan con datos epidemiológicos y en la asociación mas frecuente con ciertos complejos de histocompatibilidad (HLA), como el HLA-A2, HLA-DR1 y DQw5para la enfermedad de Crohn y el BW35 y DR2 en la colitis ulcerosa mas en pacientes japoneses. Existe también una fuerte asociación de HLA-B27 en lo que tienen espondilitis. Se ha identificado el gen NOD2/CARD15 en el cromosoma 16 implicado en la aparición de la enfermedad de Crohn.

Factores de autoinmunidad: Avalado porque el 60% de los casos de colitis ulcerosa presentan en suero anticuerpos anticitoplasma de los neutrófilos con patrón perinuclear (pANCA); sin embargo, esta asociación no parece ser relevante en la patogenia. En la enfermedad de Crohn, hay asociación con los anticuerpos anti-Saccharomyces cerevisiae (ASCA).

Se ha hablado también de una posible existencia de anormalidades estructurales en las células intestinales que las predispongan a la acción de agentes infecciosos o toxinas.

Existe la posibilidad de un aumento de la permeabilidad intestinal. Se ha sugerido que intervengan agentes infecciosos, pero no se han demostrado. (Gomollon, 2010) (Peppercorn, 2019)

Anatomia Patologica

Colitis Ulcerosa: Es una enfermedad que afecta fundamentalmente a la mucosa del intestino grueso, y en casos graves, a la parte superficial de la submucosa. En la mayoría de los casos comienza en el recto. En aproximadamente el 25%, la enfermedad está limitada al recto, 25% a 50% recto y sigma o colon descendente, y en un tercio, la enfermedad se extiende proximalmente al ángulo esplénico, incluso produciendo una pancolitis. En la colitis ulcerosa sólo se afecta el colon, aunque ocasionalmente, en un porcentaje pequeño de pacientes con pancolitis puede afectarse el íleon terminal. La lesión es siempre continua, de forma que no hay zonas sanas dentro del área afectada, aunque la intensidad de la inflamación no tiene por qué ser homogénea. Histológicamente, los cambios precoces son: congestión vascular con aumento de células inflamatorias en la lámina propia y distorsión de las criptas de Lieberkühn. El grado de inflamación determina la actividad: en la fase activa, las células inflamatorias son polimorfonucleares que se acumulan cerca del epitelio e invaden las criptas, concentrándose en la luz y formando microabscesos, que a su vez pueden romperse en su vértice, vertiendo su contenido a la luz intestinal o hacia su base, facilitando entonces la necrosis y el desprendimiento de la mucosa suprayacente, y provocando úlceras superficiales que se extienden hasta la lámina propia. Los cambios endoscópicos, en los casos leves, consisten en una ausencia del patrón vascular normal de la mucosa con fina granularidad, hemorragias puntuales y exudación de moco. Los cambios más moderados consisten en granulación gruesa, ulceraciones puntuales, hemorragia s con- fluentes con mayor cantidad de moco; todo ello puede progresar hasta formar gruesas ulceraciones con hemorragias espontáneas y exudación de pus. Al cicatrizar, el patrón vascular puede aparecer distorsionado, y en casos avanzados, aparecen pólipos inflamatorios aislados o múltiples.(Merino, 2016)

Enfermedad de Crohn: Puede afectar a cualquier segmento o combinación de ellos del tracto digestivo desde la boca hasta el ano, aunque la más frecuente es la afectación del íleon terminal y colon derecho. En un 30% se afecta sólo el colon; 30% íleon y colon a la vez; 40% sólo a intestino delgado. Cuando se afecta sólo el colon, el patrón, a diferencia de la colitis ulcerosa, es segmentario y frecuentemente respeta el recto. Sin embargo, la enfermedad perianal es un dato prominente de la enfermedad de Crohn.

Los cambios histológicos consisten en una inflamación de las criptas, formando microabscesos de neutrófilos, con las consiguientes ulceraciones, pero a diferencia de la colitis ulcerosa, la inflamación es más profunda, invade la lámina propia por agregados linfoides y macrofágicos que producen una inflamación transmural inespecífica, aunque en un 50% de los casos conducen a la formación, en cualquier capa de la pared, en el mesenterio o en los ganglios linfáticos, de granulomas o caseificantes muy característicos de la enfermedad. La inflamación puede extenderse por todo el espesor de la pared, provocando fístulas. Es frecuente el depósito de colágeno que puede contribuir a las estenosis. Macroscópicamente (endoscópicamente), en la enfermedad de Crohn se observa una afectación segmentaria y discontinua, úlceras aftoides que se extienden de forma lineal, dejando mucosa normal entre ellas, dando el típico aspecto en "empedrado': También pueden extenderse profundamente, dando lugar a fisuras que pueden fistulizarse al mesenterio u órganos vecinos.(Merino, 2016)

Manifestaciones Clinicas

Colitis Ulcerosa: los pacientes con colitis ulcerosa generalmente presentan diarrea, que puede estar asociada con sangre. Las deposiciones son frecuentes y de pequeño volumen como resultado de la inflamación rectal, la fragilidad de la mucosa provoca sangre con facilidad. Los síntomas asociados incluyen dolor abdominal cólico, urgencia, tenesmo e incontinencia. Los pacientes con enfermedad principalmente distal pueden tener estreñimiento acompañado de descarga frecuente de sangre y moco. El inicio de los síntomas suele ser gradual y los síntomas son progresivos durante varias semanas. Los síntomas pueden estar precedidos por un episodio autolimitado de sangrado rectal que ocurrió semanas o meses antes.(Benítez, Lugo, Cortina, & Bozano, n.d.)

La gravedad de los síntomas puede variar desde enfermedad leve con cuatro o menos deposiciones por día con o sin sangre hasta enfermedad grave con más de 10 deposiciones por día con calambres severos y sangrado continuo.

Los pacientes pueden tener síntomas sistémicos, como fiebre, fatiga y pérdida de peso. Los pacientes también pueden tener disnea y palpitaciones debido a anemia secundaria a deficiencia de hierro por pérdida de sangre, anemia por enfermedad crónica o anemia hemolítica autoinmune. La presencia y la gravedad de los síntomas sistémicos dependen de la gravedad clínica de la enfermedad intestinal.

El examen físico a menudo es normal, especialmente en pacientes con enfermedad leve. Los pacientes con colitis ulcerosa de moderada a grave pueden presentar sensibilidad abdominal a la palpación, fiebre, hipotensión, taquicardia y palidez. El examen rectal puede revelar evidencia de sangre. Los pacientes con síntomas prolongados de diarrea pueden presentar evidencia de desgaste muscular, pérdida de grasa subcutánea y edema periférico debido a la pérdida de peso y la desnutrición. (Peppercorn, 2019) (Yamamoto-furusho, 2011)

Enfermedad de Crohn: La sintomatología depende del lugar de afectación. Cundo hay afectación gastroduodenal, la sintomatología puede ser similar a la de una ulcera péptica. En cuanto al intestino delgado, hay dolor abdominal y diarrea. Si afecta al colon, puede aparecer dolor abdominal y diarrea sanguinolenta. La inflamación transmural conduce a fibrosis, que puede llevar a obstrucción intestinal. La baja de peso, por diarrea o por malabsorción es frecuente en esta patología. A veces cuando hay afectación ileal se presenta dolor en fosa iliaca derecha con una masa a ese nivel. La presencia de masas o plastrones a ese nivel es propia de esta entidad, como reflejo de la inflamación transmural, que finalmente termina abscesificando. Es habitual la presencia de fistulas, que pueden ser entero entéricas, a vejiga, vagina, uretra, próstata, piel y frecuentemente enterocutáneas (perineales), que también pueden dar lugar abscesos. La enfermedad perianal se caracteriza específicamente por la presencia de fístulas simples o complejas que requieren un manejo medico quirúrgico especifico. (Peppercorn, 2019) (Merino, 2016)

Datos de laboratorio, endoscópicos y radiográficos

Colitis ulcerosa: La enfermedad activa puede acompañarse de un incremento de los reactivos de fase aguda (PCR), recuento plaquetario, velocidad de eritrosedimentacion y disminución de la hemoglobina. La detección de lactoferrina en heces es un estudio muy sensible y constituye un marcador específico para detectar inflamación intestinal. Los niveles de calprotectina en heces guardan relación con la inflamación histológica, anticipan las recidivas y detectan la inflamación de los fondos de saco rectouterino o rectovesical de los varones. En pacientes de alta gravedad los niveles de albumina se encontrarán disminuidos con rapidez. Puede existir leucocitosis. La proctitis o la proctosigmoiditis rara vez ocasionan el incremento de la proteína c reactiva. El diagnóstico se basa en los antecedentes del paciente, los síntomas clínicos, la ausencia de bacterias, de toxina de C. difficile, de huevos y de parásitos en las heces, en el aspecto sigmoidoscópico y en la arquitectura histológica de las muestras de recto o colon para biopsia.

Estudios de imagen de la colitis ulcerosa

Las imágenes abdominales no son necesarias para el diagnóstico de colitis ulcerosa, pero pueden realizarse en pacientes que presentan síntomas de colitis.

La radiografía abdominal generalmente es normal en pacientes con enfermedad leve a moderada, pero puede identificar estreñimiento proximal, engrosamiento de la mucosa o "huella digital" secundaria a edema y dilatación del colon en pacientes con colitis ulcerosa grave o fulminante.

El enema de bario de doble contraste puede ser normal en la colitis ulcerosa leve. Los hallazgos en el enema de bario pueden incluir un patrón difusamente reticulado con colecciones punteadas superpuestas de bario como microulceraciones. En la enfermedad más grave, puede haber úlceras espiculadas en los botones del cuello, acortamiento del colon, pérdida de haustras, estrechamiento del calibre luminal, pseudopolipos y pólipos filiformes. Se debe evitar el enema de bario en pacientes con enfermedades graves, ya que puede precipitar íleo con megacolon

La tomografía computarizada (TC) y la resonancia magnética (RM)

pueden demostrar un marcado engrosamiento de la pared intestinal, pero este hallazgo es inespecífico. La tomografía computarizada y la resonancia magnética tienen una sensibilidad menor que el enema de bario para la detección de enfermedad mucosa temprana sutil, pero son equivalentes en pacientes con enfermedad establecida y grave.

La ecografía con Doppler puede demostrar una capa de mucosa hipoecoica engrosada en pacientes con colitis ulcerosa activa. Los casos más graves pueden estar asociados con el engrosamiento de la pared intestinal transmural. Sin embargo, estos hallazgos ecográficos no son específicos para la colitis ulcerosa y pueden verse en la colitis debido a otras causas.

La sigmoidoscopia sirve para valorar la actividad patológica y por lo regular se realiza antes del tratamiento. Si no hay una exacerbación aguda, se recurre a la colonoscopia para valorar la magnitud y la actividad de la enfermedad. La enfermedad leve en el estudio endoscópico se caracteriza por eritema, disminución de la trama vascular y friabilidad leve. La enfermedad leve se define por eritema considerable, ausencia del perfil vascular, friabilidad y erosiones, y en la enfermedad grave hay hemorragia y úlceras espontáneas. Las características histológicas cambian con mayor lentitud que las manifestaciones clínicas, pero también sirven para estadificar la actividad de la enfermedad. (Peppercorn, 2019)(Gomollon, 2010)

Datos de laboratorio, endoscópicos y radiográficos
Enfermedad de Crohn: Las anormalidades de laboratorio consisten en aumento de la velocidad de eritrosedimentacion y de la proteína C reactiva. En las formas más graves hay también deficiencia de B12, hipoalbuminemia, anemia y leucocitosis.

Los hallazgos endoscópicos son: mucosa eritematosa y úlceras aftoides transversales y longitudinales, con pólipos inflamatorios que dan la imagen en "empedrado".

En el **estudio baritado** se observa edema, separación de asas, úlceras, fibrosis y fistulas.

La Tomografía computarizada es de gran interés para demostrar los abscesos.

La gammagrafía con leucocitos marcados con Indio-111 es de utilidad para valorar la extensión y el grado de actividad.

El diagnóstico se establece al demostrar, en un paciente con clínica sospechosa, signos endoscópicos propios de la enfermedad y datos histológicos compatibles, descartando a su vez otros cuadros de etiología específica. La sigmoidoscopia flexible es el método de elección, aunque es necesaria posteriormente una colonoscopia completa y un tránsito gastrointestinal, cápsula endoscópica y gastroscopia (estas tres ultimas para valorar afectación de tramos intestinales altos) para evaluar la extensión.

El diagnóstico definitivo es histológico en ambas entidades, aunque a veces los hallazgos pueden ser equívocos. Debe hacerse el diagnóstico diferencial con varias enfermedades infecciosas, como Mycobacterium avium, C. difficile, C. yeyuni o amebiasis.(Gomollon, 2010) (Peppercorn, 2019)

Complicaciones de la Enfermedad Intestinal Inflamatoria
Sangrado Rectal: Se intenta controlar con endoscopia o embolización por arteriografía. Si esto es infructuoso, está indicada la colectomía.

Megacolon Tóxico: Esta complicación puede aparecer en cualquier enfermedad inflamatoria que afecte al colon, siendo mas frecuente en la colitis ulcerosa. El 5% de los pacientes lo presentan. Es una complicación muy grave, que produce dilatación del colon asociado con dolor abdominal, distensión con o sin síntomas de peritonitis, fiebre, taquicardia, deshidratación y una disminución de los ruidos intestinales. El megacolon tóxico se debe sospechar en cualquier paciente con colitis grave. Se diagnostica con la presencia de dilatación mayor de 6 cm en colon transverso (radiografía simple de abdomen). Requieren una estrecha monitorización con exploración física, radiología y estudios de laboratorio repetidos. Si con tratamiento intensivo, incluyendo fluidos intravenosos., corticoides y antibióticos que cubran anaerobios, no mejora, se puede realizar tratamiento con ciclosporina intravenosa o infliximab, no obstante, si en 12 o 24 horas tampoco existe mejoría, debe realizarse colectomía total, ya que la morbilidad y mortalidad de una perforación pueden superar el 20%.

Perforación: Ocurre en el 5% de los casos de enfermedad de Crohn y puede verse en el megacolon tóxico de igual manera

Riesgo de tumores: Existe un aumento del riesgo de adenocarcinoma colorrectal en los pacientes con Enfermedad inflamatoria intestinal con afectación colonica. Los factores de riesgo son:
- Duración prolongada de la enfermedad
- Presencia de una afectación inflamatoria extensa(pancolitis)
- Asociación a colangitis esclerosante primaria
- Antecedentes de cáncer colorrectal en la familia (Peppercorn, 2019) (Merino, 2016)

Tratamiento
El tratamiento de los brotes de enfermedad inflamatoria intestinal es escalonado de tal manera que la orden seria:

1. **Sulfasalazina y aminosalicilatos (mesalamina, olsalazina y balsalacida)**
- Indicaciones de los aminosalicilatos orales:
Inducción de la remisión en un brote leve/ moderado de colitis ulcerosa asociando tratamiento tópico si existe afectación distal.
Mantenimiento de la remisión.

- Indicaciones de los aminosalicilatos tópicos:
Inducción de la remisión en un brote leve/moderado de colitis ulcerosa colónica distal o afectación extensa (asociados a aminosalicilatos orales).
Mantenimiento de la remisión en la colitis ulcerosa distal.

2. **Antibióticos:** Los mas empleados en el EII son una quinolina (ciprofloxacino) y un derivado nitroimidazólico (metronidazol)
- Indicaciones:
Inducción a la remisión de enfermedad perianal,
Enfermedad de Crohn de patrón fistulizante y tratamiento de la reservoritis.

Megacolon tóxico.

3. **Corticoides:** Existen diferentes tipos de corticoides "clásicos" empleados actualmente: hidrocortisona, prednisona, 6-metilprednisolona.

Se dispone de una formulación que permite la liberación del corticoide en el íleon terminal (budesonida) con escasa acción sistémica con lo que disminuyen los efectos secundarios, así como por vía tópica (enemas).

• Inducción a la remisión:
Vía oral: brote moderado de CU o EC. Vía parenteral: brote grave de CU o EC

4. **Inmunosupresores:** El 20-30% de los pacientes son corticorresistentes (ausencia de mejoría clínica con el tratamiento esteroideo a dosis completas durante al menos un mes en la enfermedad leve o moderada activa o ausencia de respuesta a los esteroides a dosis completas a los 7-10 días en la enfermedad grave) y otro 20-30% desarrollan corticodependencia (mejoría con el empleo de esteroides y recaída al disminuir la dosis de los mismos, precisan dosis de prednisona superiores a 10 mg/d para la remisión clínica durante más de seis meses o se reactiva la enfermedad tras dos intentos de supresión de los esteroides en un periodo de seis meses).

• Azatioprina y su metabolito activo la 6-mercaptopurina (se emplea esta ultima en casos de intolerancia gastrointestinal a la azatioprina).
• CU o EC corticodependiente
• CU o EC corticorrefractaria

5. **Terapia Biológicas:** Infliximab (5 mg/kg/día, por vía intravenosa en pauta de inducción 0-2-6 semanas y posteriormente cada 8 semanas) y adalimumab (vía subcutánea; pauta de inducción: 160 mg el primer día, 80 mg el día 14 y 40 mg el día 28. Pauta de mantenimiento: 40 mg en semanas alternas). Anticuerpos monoclonales anti- TNF de tipo lgG1. Su mecanismo de acción consiste en la inhibición del factor de necrosis tumoral (potente citocina proinflamatoria). Existen dos variables clínicas

que aumentan la eficacia clínica de estos fármacos y son la utilización concomitante de inmunomoduladores y el hecho de no fumar.

Indicaciones
- Inducción de la remisión en EC/CU en pacientes con enfermedad grave corticorresistente.
- EC fistulizante no controlada con inmunosupresores y/o antibióticos.
- EC y/o CU corticodependiente ante fracaso o contraindicación del tratamiento inmunosupresor.
- Como tratamiento de mantenimiento.
- Manifestaciones extraintestinales: pioderma gangrenoso, espondilitis anquilosante.
- Reservoritis

6. **Granulocitoaféresis:** Sistema de citoaféresis que moviliza granulocitos, macrófagos sin linfocitos empleando sistemas de columna de acetato de celulosa. Esta técnica es bien tolerada y con escasos efectos secundarios (relacionados casi siempre con el acceso venoso).

Indicaciones
- CU corticodependiente con fracaso o intolerancia a inmunosupresores.
- CU corticorrefractaria de forma crónica.
- CU activa con toxicidad previa grave secundaria a los esteroides.
- EC sin respuesta a todo tipo de tratamiento convencional y que presente contraindicación o falta de respuesta a la terapia biológica (Peppercorn, 2019)(Merino, 2016)(Gomollon, 2010)(Simian, 2016)

1.Benítez, E. M., Lugo, D. F., Cortina, L. S., & Bozano, G. P. (n.d.). *Enfermedad inflamatoria intestinal.*

2.Bernstein, C., Fried, M., Hamid, S., Khalif, I., Ng, S. C., Rey, J., & Watermeyer, G. (2015). *Enfermedad intestinal inflamatoria.*

3.Gomollon, F. (2010). *Enfermedad inflamatoria intestinal. Enfermedad de Crohn.* 443–458.

4.Merino, B. (2016). *Enfermedad Intestinal Inflamatoria. In CTO.*

5.Simian, D. (2016). *Manejo integral de la enfermedad inflamatoria intestinal: más allá de una terapia farmacológica adecuada.* 488–495.

6.Yamamoto-furusho, J. K. (2011). *Enfermedad inflamatoria intestinal. 1(15),* 75–79

7.Peppercorn, M. A. (1 de Mayo de 2019). *Obtenido de UPTODATE: https:// www.uptodate.com/contents/definitions-epidemiology-and-risk-factors-for- i n f l a m m a t o r y - b o w e l - d i s e a s e - i n - a d u l t s ? search=enfermedad%20intestinal%20inflamatoria&source=search_result&select edTitle=2~150&usage_type=default&display_rank=2*

CAPÍTULO 4 (e.)

José Martín Landívar Pérez
Pólipos y Poliposis

Pólipos

Un pólipo es una tumoración o protuberancia circunscrita visible macroscópicamente, un crecimiento de tejido anormal en una membrana mucosa.

Se denomina pólipo a todo tumor que protruye desde la pared hacia la luz intestinal. La definición obedece, por tanto, a una descripción macroscópica, con independencia de las características histológicas de la lesión. (1)

Los pólipos epiteliales son el tipo más común de tumor benigno del estómago. Existen básicamente cinco tipos de pólipos epiteliales benignos: adenomatoso, hiperplásico (regenerativo), hamartomatoso, inflamatorio y heterotópico (p. ej., páncreas ectópico). (2)

El tipo más común de pólipo gástrico (cerca de 75% en casi todas las series) es el hiperplásico o regenerativo, que se forma a menudo en presencia de gastritis y posee un potencial maligno bajo pero real. Los pólipos adenomatosos podrían experimentar transformación maligna de manera similar a los adenomas del colon. (3)

Constituyen alrededor de 10 a 15% de los pólipos gástricos. Los pólipos hamartomatosos, inflamatorios y heterotópicos tienen un potencial maligno mínimo. Los pólipos sintomáticos, mayores de 2 cm o los de tipo adenomatoso se deben extirpar, casi siempre mediante polipectomía endoscópica con asa.

Asimismo, se debe valorar la extirpación de los pólipos hiperplásicos, en particular si son grandes.

La mayoría de cánceres colorrectales proceden de un adenoma, previamente benigno posteriormente malignizado. Los adenomas son los tumores benignos más frecuentes del intestino, la mayoría de ellos localizados en colon y recto. El tiempo necesario para que se produzca la transformación adenoma-carcinoma es superior a los 5 años, con una media entre 10-15 años. (4)

Tipos histológicos de los pólipos epiteliales gástricos

I. Pólipo neoplásico
  A. Benigno: adenoma
    1. Adenoma plano (tubular)
    2. Adenoma papilar (velloso)
  B. Maligno
    1. Carcinoma polipoide primario y carcinoide
    2. Tumores epiteliales secundarios
II. Pólipo no neoplásico
  A. Pólipo hiperplásico
    1. Hiperplasia focal de criptas (polipoide)
    2. Pólipo hiperplásico (regenerativo)
    3. Pólipo hiperplásico con lesión displásica (adenomatosa)
  B. Pólipo hamartomatoso
    1. Pólipo de Peutz-Jeghers
    2. Pólipo juvenil
    3. Pólipo de glándulas fúndicas
  C. Pólipo inflamatorio
    1. Seudopólipo inflamatorio
    2. Pólipo inflamatorio (de retención)
    3. Pólipo heterotópico
  D. Tejido pancreático ectópico
    1. Hiperplasia de glándulas de Brunner
    2. Adenomioma
  E. Remanentes nodulares de la mucosa

Fuente: Ming S-C, Hirota T: Malignant epithelial tumors of the stomach. En Ming S-C, Goldman H (eds): Pathology of the Gastrointestinal Tract, 2nd ed. Baltimore: Williams & Wilkins, 1998.

Poliposis Intestinal

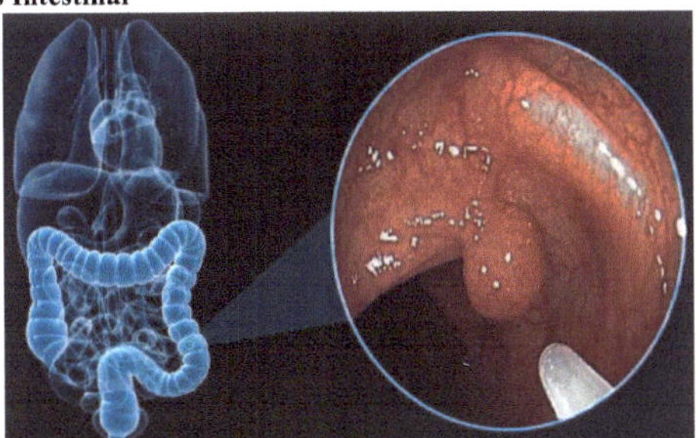

Fuente: Dr. Pedro Pinheiro, Equipo de médicos del MD. Saúde 03 julio 2019
https://www.mdsaude.com/es/gastroenterologia-es/polipos-intestinales/

Se llama pólipo de colon a toda prominencia de tejido que protruye hacia la luz de este órgano. Un pólipo en el colon es un pequeño conjunto de células que se agrupan en el revestimiento del colon. La mayor parte de los pólipos en el colon son inofensivos. Pero con el tiempo, algunos pólipos en el colon pueden convertirse en cáncer de colon, que suele ser mortal si se descubre en los últimos estadios. (5)

Es decir, son una especie de "bultos" que salen en la mucosa que recubre interiormente el intestino grueso. Se dividen según su aspecto en pediculados (tienen un tallo) y sesiles (no lo tienen). (5)

Son importantes también su tamaño y su número. Si son más de 100, hablamos de poliposis. Las características microscópicas dividen a los pólipos de colon en neoplásicos (adenomas) y no neoplásicos (hiperplásicos, hamartomatosos, inflamatorios.). Los pólipos adenomatosos o neoplásicos pueden ser histológicamente tubulares, vellosos o mixtos. Cuando más vellosos y más grandes, más posibilidades hay de que se transformen en cáncer. Los pólipos no neoplásicos pueden muy ocasionalmente desarrollar cáncer, pero esto siempre ocurre sobre una transformación adenomatosa previa, parcial o total, siendo esta parte la que degenera. (6)

Cualquier persona puede padecer pólipos en el colon. Corres un mayor riesgo si tienes 50 años o más, si tienes sobrepeso o fumas, o si tienes antecedentes personales o familiares de pólipos en el colon o de cáncer de colon. (6)

Síntomas
La mayoría de los pólipos de colon son asintomáticos y se descubren de forma casual durante una exploración indicada por otro motivo. (7)

Algunos adenomas pueden sangrar: En menos del 5% de los pacientes con pólipos se puede encontrar sangre oculta en heces.

Si son grandes y pediculados pueden provocar dolor o alteraciones de la motilidad con diarrea. (8)

El adenoma velloso puede producir gran cantidad de moco que es eliminado en forma de falsa diarrea. Si la pérdida es continua y abundante provoca una pérdida abundante de potasio, lo que genera hipocalemia, a la que suelen añadirse hiponatremia e hipocloremia. (9)

Muchas veces, los pólipos en el colon no provocan síntomas. Sin embargo, algunas personas con pólipos en el colon tienen:

Sangrado rectal. Esto puede ser un signo de pólipos en el colon, cáncer de colon u otras afecciones, como hemorroides o desgarros leves del ano.

Cambio en el color de las heces. La sangre puede presentarse como rayas rojas en las heces o hacer que las heces tengan color negro. El cambio de color también puede ser provocado por alimentos, medicamentos o suplementos.

Cambios en los hábitos intestinales. El estreñimiento o la diarrea que perduran por más de una semana pueden indicar la presencia de un pólipo de gran tamaño en el colon. Pero muchas otras afecciones también pueden causar cambios en los hábitos intestinales.

Dolor. Un pólipo de gran tamaño en el colon puede obstruir parcialmente los

los intestinos y provocar dolor abdominal con cólicos. (9)

Anemia por deficiencia de hierro. El sangrado de los pólipos puede ocurrir lentamente con el tiempo, sin sangre visible en las heces. El sangrado crónico elimina el hierro necesario para producir la sustancia que permite que los glóbulos rojos transporten oxígeno por el cuerpo (hemoglobina). El resultado es la anemia por deficiencia de hierro, que puede provocarte cansancio y dificultad para respirar.

Factores De Riesgo Para El Desarrollo De Pólipos Intestinales
- Edad superior a 40 años.
- Enfermedad inflamatoria del intestino.
- Historia familiar de pólipos intestinales.
- Tabaquismo.
- Estilo de vida sedentario.
- Obesidad.
- Dieta rica en grasas saturadas.
- Dieta pobre en frutas, vegetales, fibras y calcio.
- Consumo excesivo de alcohol.

Trastornos de Pólipos Hereditarios
En raras ocasiones, las personas heredan mutaciones genéticas que pueden provocar la formación de pólipos en el colon. Si tienes una de estas mutaciones genéticas, corres un riesgo mucho mayor de contraer cáncer colorrectal. Los análisis para la detección, así como la detección temprana, pueden ayudar a prevenir la aparición o la propagación de estos tipos de cáncer.

Los trastornos hereditarios que provocan la formación de pólipos en el colon comprenden:

Síndrome de Lynch, también conocido como «cáncer colorrectal hereditario no poliposo». Las personas con síndrome de Lynch tienden a presentar relativamente pocos pólipos en el colon, pero estos se pueden volver malignos rápidamente. El síndrome de Lynch es el tipo más frecuente de cáncer de colon hereditario y también está relacionado con tumores en las mamas, el estómago, el intestino delgado, las vías urinarias y los ovarios.

Poliposis adenomatosa hereditaria, un trastorno poco frecuente que provoca la formación de cientos o incluso miles de pólipos en el revestimiento del colon y comienza durante la adolescencia. Si los pólipos no se tratan, el riesgo de presentar cáncer de colon es de aproximadamente el 100 por ciento, en general, antes de los 40 años de edad. Los análisis genéticos pueden ayudar a determinar el riesgo de padecer poliposis adenomatosa hereditaria.

Síndrome de Gardner, una variante de la poliposis adenomatosa hereditaria que provoca la formación de pólipos a lo largo del colon y el intestino delgado. También puedes presentar tumores no cancerosos en otras partes del cuerpo, como la piel, los huesos y el abdomen. (9)

Poliposis asociada al gen MYH, una afección similar a la poliposis adenomatosa hereditaria que se genera a raíz de mutaciones en el gen MYH. Las personas con esta afección suelen presentar varios pólipos adenomatosos y cáncer de colon a una edad temprana. Los análisis genéticos pueden ayudar a determinar el riesgo de padecer poliposis asociada al gen MYH.

Síndrome de Peutz-Jeghers, una afección que suele comenzar con la aparición de pecas por todo el cuerpo, incluso en los labios, las encías y los pies. Luego, se forman pólipos no cancerosos a lo largo del intestino. Los pólipos se pueden volver malignos; por lo tanto, las personas con esta afección corren un mayor riesgo de padecer cáncer de colon. (9)

Síndrome de poliposis serrada, una afección que provoca la formación de varios pólipos adenomatosos serrados en la parte superior del colon. Estos pólipos se pueden volver malignos.

Diagnóstico

Los análisis para la detección juegan un papel fundamental en la detección de pólipos antes de volverse cancerosos. Estos análisis también sirven para determinar si hay cáncer colorrectal en los primeros estadios, cuando las probabilidades de recuperación son buenas.

Los métodos de análisis para la detección comprenden:
Colonoscopia, la prueba más sensible para detectar pólipos y cáncer colorrectales. Si se encuentran pólipos, se puede extraer de inmediato o tomar muestras de tejido (biopsias) para analizar. (9)

Colonoscopia virtual (colonografía por tomografía computarizada), prueba mínimamente invasiva que utiliza una exploración por tomografía computarizada para ver el colon. La colonoscopia virtual requiere la misma preparación intestinal que la colonoscopia. Si se encuentra un pólipo, deberás someterte a una colonoscopia para que lo extraigan.

Sigmoidoscopia flexible, se inserta un tubo delgado iluminado en el recto para examinarlo, y para observar el último tercio del colon (sigmoide) y el recto. Si se encuentra un pólipo, deberás someterte a una colonoscopia para que lo extraigan.

Análisis de heces. Este tipo de prueba se usa para comprobar la presencia de sangre en las heces o para evaluar el ADN de estas. Si el análisis de heces es positivo, deberás someterte a una colonoscopia. (9)

Tratamiento
Actualmente se considera que se debe extirpar todo tipo de pólipo (polipectomía) porque éstos revisten riesgo potencial, a pesar de que la polipectomía endoscópica no está exenta de riesgos, entre 1-2% casos (principalmente hemorragia y/o perforación de colon, requiriendo a veces cirugía urgente para su resolución). (10)

Si el adenoma es menor de 1 cm, tienen bajo riesgo de malignización. Si el pólipo mide más de 2 cm ya puede haber degenerado.

Si el adenoma es mayor de 1 cm, se extirpan vía endoscópica (polipectomía endoscópica) aquellos en los que el tamaño, situación y grado de malignidad lo permita. Se utilizarán las técnicas de resección por vía endoanal o la vía posterior transesfinteriana para aquellos adenomas vellosos malignizados que no han sobrepasado la capa muscular. En los tumores con signos de malignización situados en tercios medio y superior se hará resección anterior del recto. (10)

Extracción con fórceps o con un asa de alambre (polipectomía). Si un pólipo mide más de 0,4 pulgadas (alrededor de 1 centímetro), se puede inyectar un líquido debajo para levantar y aislar el pólipo del tejido circundante de modo que pueda extraerse. (11)

Cirugía mínimamente invasiva. Los pólipos que son demasiado grandes o que no se pueden extraer con seguridad durante un examen para la detección, generalmente, se extraen mediante una laparoscopia. (12)

Extracción de colon y recto. Si se hereda un síndrome poco frecuente, como la poliposis adenomatosa hereditaria, es posible que necesites cirugía para extraer el colon y el recto (proctocolectomía total).

Algunos tipos de pólipos en el colon tienen una probabilidad mucho mayor que otros de convertirse en malignos. (13)

1.*Castells A, Bessa X. Pólipos y poliposis intestinal. En: Ponce J, ed. Tratamiento de las enfermedades gastroenterológicas. Barcelona, Doyma, 2000:247-56.*

2.*Leggett B, Whitehall V. Role of the serrated pathway in colorectal cancer patogénesis. Gastroenterology 2010;138(6):2088-100.*

3.*East JE, Saunders BP, Jass JR. Sporadic and syndrome hyperplastic polyps and serrated adenoma of the colon: classification, molecular genetics, natural history, and clinical management, Gastroenterol Clin North Am 2008:37:25-46,v.*

4.*Hioraka S, Kato J, Fujiki S, Kaji E, Morikawa T,Murakami T et al. The presence of large serrated polyps increases risk for colorectal cancer Gastroenterology 2010;139:1503-10.*

5.*Schreiner MA, Weiss DG, Lieberman DA. Proximal and large hyperplastic and nondysplastic serrated polyps detected by colonoscopy are associated with neoplasia. Gastroenterology 2010;139:1497-502.*

6.*Grupo de trabajo de la guía de práctica clínica de prevención del cáncer colorrectal. Guía de práctica clínica de prevención del cáncer colorrectal. Barcelona, Asociación Española de Gastroenterología, Sociedad Española de Medicina de Familia y Comunitaria, y Centro Cochrane Iberoamericano, 2009.*

7.*Atkin WS, Morson BC, Cuzick J. Long-term risk of colorectal cancer after excision of rectosigmoid adenomas. N Engl J Med 1992;326:658-62.*

8.*Winawer S, Fletcher R, Rex D, Bond J, Burt R, Ferrucci J et al. Colorectal cancer screening and surveillance: clinical guidelines and rationale- Update based on new evidence. Gastroenterology 2003;124:544-60.*

9.*Rustgi AK. Hereditary gastrointestinal polyposis and nonpolyposis syndromes. N Engl J Med 1994;331:1694-702.*

10.*Giardiello FM, Hamilton SR, Krush AJ, Piantadosi S, Hylind LM, Celano P et al. Treatment of colonic and rectal adenomas with sulindac in familial adenomatous polyposis. N Engl J Med 1993;328:1313-6.*

11. *Winawer, Sidney J. (2014). «The History of Colorectal Cancer Screening: A Personal Perspective». Digestive Diseases and Sciences.*

12. *«Understanding your pathology record. (Sessile or Traditional Serrated Adenomas)» [Entendiendo tu informe de patología. (Adenoma Sésil o Adenoma Tradicional Serrado)].*

13.*Moreira, Leticia (2011). «Pólipos serrados: detección, riesgo de cáncer colorrectal y estrategias de tratamiento y vigilancia». Gastroenterología y Hepatología.*

CAPÍTULO 5 (a.)

José Martín Landívar Pérez
Conducto Anal

Conducto Anal

El conducto o canal anal representa un segmento relativamente pequeño del aparato digestivo, sin embargo, es anatómicamente único, con una fisiología compleja que explica tanto su papel vital en la continencia y su susceptibilidad a una variedad de enfermedades. Existen dos definiciones para describirlo. El canal anal "quirúrgico" o "funcional" que se extiende aproximadamente 4 cm del borde anal al anillo anorrectal. Esta definición se correlaciona con la evaluación ecográfica y digital, pero no corresponde a la arquitectura histológica y embriológica. El canal anal "anatómico" o "embrionario" es más corto (2cm), se extiende desde el borde anal a la línea dentada. Este último nivel corresponde al proctodeo.1

Ilustración 1. Puntos de referencia en la anatomía del canal anal.

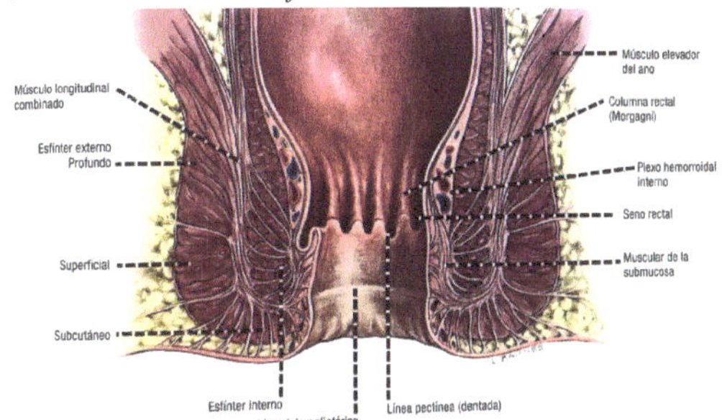

Ilustración 1. Tomada del libro "Enfermedades del colon, recto y ano. Coloproctología. Enfoque clínico y quirúrgico" Héctor Enríquez Blanco.

El ano u orificio anal es una hendidura cutánea anteroposterior que, junto con el canal anal se mantienen prácticamente cerrados en reposo. Siendo el resultado de contracciones tónicas circunferenciales de los esfínteres y los cojinetes anales. El canal anal está relacionado con el cóccix posteriormente y con la uretra anteriormente (en el hombre) o el cuerpo perineal y la parte más baja de la pared posterior de la vagina (en la mujer). Lateralmente, la fosa isquiorrectal se encuentra a cada lado. La fosa contiene grasa, vasos y nervios rectales inferiores, que atraviesan para entrar en la pared del canal anal.2

Epitelio

El revestimiento del canal anal consiste en una mucosa superior y un segmento cutáneo inferior. La línea pectínea describe la unión "en dientes de sierra" del ectodermo y el endodermo. Por tanto, representa una frontera entre dos orígenes distintos de drenaje venoso y linfático, inervación y revestimiento epitelial. Por encima de la línea dentada, el intestino está inervado por el sistema nervioso somático, con irrigación y drenaje del sistema hemorroidal inferior.1 Estas diferencias son importantes cuando la clasificación y tratamiento de las hemorroides son considerados.

La línea dentada o pectínea corresponde a una línea de válvulas anales que representan remanentes del proctodeo. Por encima de cada válvula hay un pequeño bolsillo conocido como seno o cripta anal. Estas criptas están conectadas a un número variable de glándulas, con un promedio de seis.2 Las glándulas anales están más concentradas en los cuadrantes posteriores. Más de una glándula puede abrir en la misma cripta, mientras que la mitad de las criptas no tienen comunicación. 3

Cefálica a la línea dentada, encontramos entre 8 a 14 pliegues longitudinales, conocidas como las columnas rectales (columnas de Morgagni), tienen sus bases conectadas en pares a cada válvula en la línea dentada. En el extremo inferior de las columnas están las papilas anales (ver la ilustración 1). La mucosa en el área de las columnas está constituida por varias capas de células cúbicas, macroscópicamente el revestimiento exhibe un color púrpura profunda debido al plexo hemorroidal interno subyacente. La capa de 0.5 a 1.0 cm de la mucosa por encima de la línea dentada se conoce como la zona de transición anal o cloacogénica, y representa el sitio de origen de algunos tumores anales. Cefálico a esta zona, el epitelio cambia a una sola capa de células columnares, macroscópicamente adquiere color rosado característico de la mucosa rectal.

La parte cutánea del canal anal consta de epitelio escamoso modificado, delgado, suave, pálido, estirado, carente de pelo y glándulas. Los términos pecten y banda pecten se han utilizado para definir este segmento 4. El margen anal (línea anocutánea de Hilton) marca el borde más inferior del canal anal y es en algunas ocasiones el nivel de referencia para las mediciones realizadas durante colonoscopía o cirugía 5. Distal al margen anal, el revestimiento se hace más grueso y pigmentado y está dispuesto de manera radiante y se pliega alrededor del ano. El epitelio entonces adquiere folículos pilosos, glándulas (incluyendo glándulas apócrinas) características de la piel normal. Por esta razón la hidradenitis perianal supurativa, inflamación de las glándulas apócrinas, puede ser extirpada con la preservación del canal anal.

Canal anal y Musculatura del Piso Pélvico

Los músculos dentro de la pelvis se pueden dividir en tres categorías: el complejo del esfínter anal, los músculos del piso pélvico y los músculos que recubren las paredes laterales de la pelvis ósea. Esta última categoría forma el límite externo de la pelvis e incluye los músculos obturador interno y piriforme, los cuales, si bien no tienen importancia en las enfermedades anorrectales, proporcionan comunicación abierta que permite que las infecciones pélvicas lleguen hasta el espacio extrapélvico.

Anatomía y Relaciones

El conducto anal está rodeado por un manguito musculofascial constituido de superior a inferior por la fascia pélvica, el músculo elevador del ano y el músculo esfínter externo del ano. A su entrada en esta vaina, el recto está muy estrechamente unido al diafragma pélvico. La mayor parte de las fibras longitudinales del recto y las fibras superiores o profundas de la porción elevadora del músculo elevador del ano, inmediatamente subyacentes a la fascia, se unen a un tejido tendinoso comprendido entre la pared del recto y el borde medial del elevador del ano.2

Ilustración 2. Periné masculino a nivel de la parte inferior del recto (parte superior del canal anal)

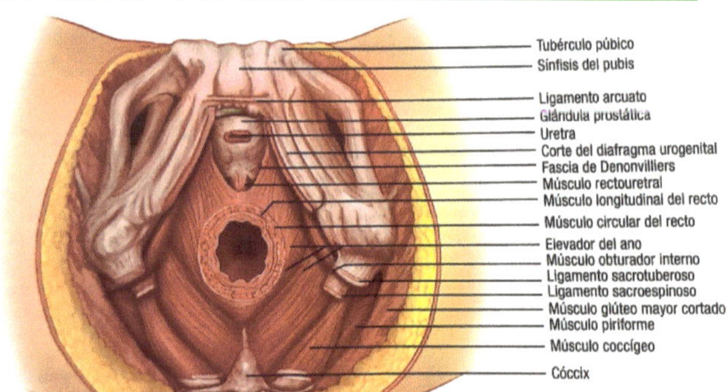

Ilustración 2. Tomada del libro "Enfermedades del colon, recto y ano. Coloproctología. Enfoque clínico y quirúrgico" Héctor Enríquez Blanco.

Por medio de los músculos elevadores del ano y del esfínter externo del ano, el conducto anal se corresponde anteriormente con una masa fibromuscular formada por el centro del periné y por los músculos del periné que allí se insertan.

Este centro del periné o cuerpo perineal y estos músculos ocupan un espacio triangular de base inferior, limitado posteriormente por el recto y anteriormente por la uretra, las glándulas bulbouretrales y el bulbo del pene en el hombre (triángulo rectouretral) y por la vagina en la mujer (triángulo vaginorrectal).13

Este triángulo rectouretral o vaginorrectal está ocupado superiormente por la parte inferior, engrosada, de los tabiques rectovesical o rectovaginal. Lateralmente, el conducto anal está en relación con la fosa isquioanal y su contenido; posteriormente, con estos mismos espacios, que están separados uno de otro por el rafe muculofibroso anococcígeo.

Ilustración 3. Periné masculino a nivel del canal anal medio

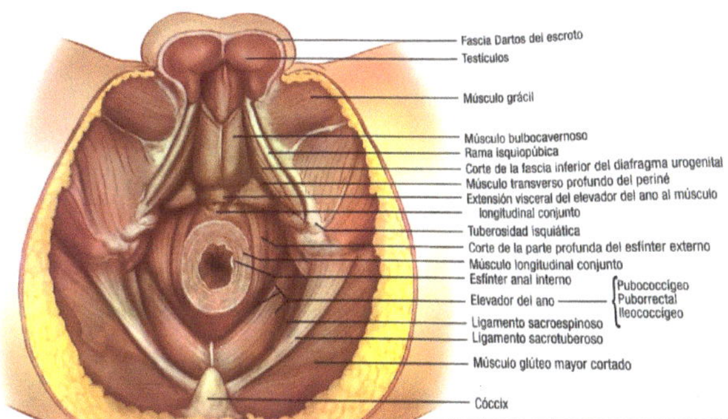

Ilustración 3. Tomada del libro "Enfermedades del colon, recto y ano. Coloproctología. Enfoque clínico y quirúrgico" Héctor Enríquez Blanco.

Ilustración 4. Musculatura perianal masculina, vista inferior a nivel superficial, sin piel y tejido celular subcutáneo.

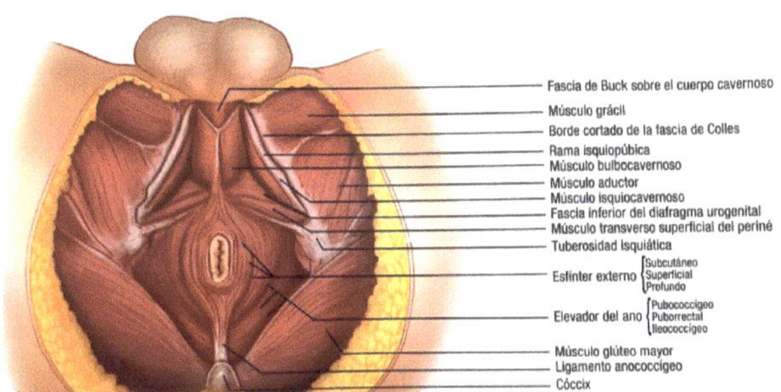

Ilustración 4. Tomada del libro "Enfermedades del colon, recto y ano. Coloproctología. Enfoque clínico y quirúrgico" Héctor Enríquez Blanco

Esfínter Anal Interno

El esfínter anal interno representa la condensación distal (2,5 a 4,0 cm) de la capa del músculo circular del recto. Como músculo liso en un estado de contracción máxima continua, el esfínter interno es una barrera natural para la pérdida involuntaria de gas y de las heces. Esto es a consecuencia de las propiedades neurogénicas autonómicas, tanto intrínsecas y extrínsecas del músculo. Este mismo esfínter es responsable del 50 a 85% del tono en reposo, mientras que el esfínter anal externo representa el 25 y el 30%, y el 15% restante es atribuido a la expansión del cojinete anal.6

Músculo Longitudinal Conjunto

Considerando que la capa circular interna del recto da lugar al esfínter anal interno, la capa longitudinal exterior a nivel del anillo anorrectal se mezcla con fibras del músculo elevador del ano para formar el músculo longitudinal conjunto (ver ilustración 1). Este músculo desciende entre los dos esfínteres, y en última instancia alguna de sus fibras (en adelante el músculo corrugador del ano) atraviesan la parte más inferior del esfínter externo para insertarse en la piel perianal.6

Dentro de las posibles funciones de este músculo se incluyen, fijar el anorrecto a la pelvis y actuar como un esqueleto que sostiene y une el complejo esfinteriano entre ellos. También potencia la acción básica en el mantenimiento del sellamiento anal 7. También conocido también como músculo anal eversor, se atribuye su función principal durante la defecación, causando el acortamiento y la ampliación del canal anal, así como la eversión del orificio anal.

Esfínter Anal Externo

El esfínter anal externo es el cilindro elíptico formado por músculo estriado voluntario que envuelve toda la longitud del tubo interno de músculo liso, pero termina ligeramente más distal a la terminación del esfínter anal interno. Tiene tres porciones: a. Subcutánea: aquella porción que rodea el orificio anal. b. Superficial o principal: se origina del rafe anococcígeo, luego se divide para encerrar el conducto y se inserta en el núcleo fibroso central del perineo. c. Profunda (verdadero esfínter): rodea al ano, las fibras de los dos lados decusan ventral y dorsalmente en relación a el ano, relacionado íntimamente con el músculo puborrectal.

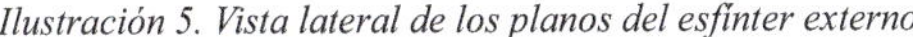

Ilustración 5. Vista lateral de los planos del esfínter externo

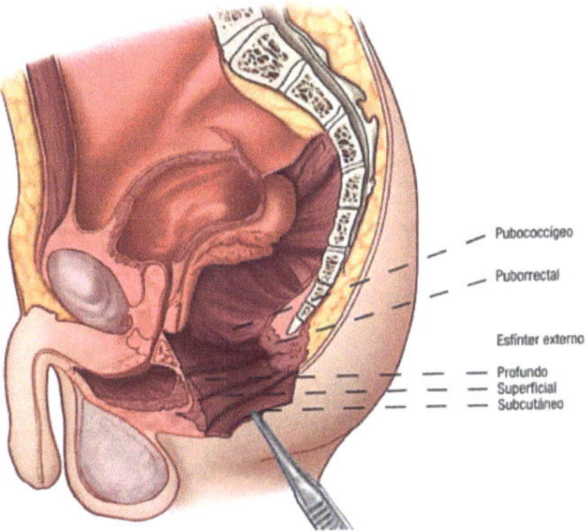

Ilustración 5. Tomada del libro "Enfermedades del colon, recto y ano. Coloproctología. Enfoque clínico y quirúrgico" Héctor Enríquez Blanco.

Se han observado diferencias en la disposición del esfínter anal externo entre los sexos. En el varón, la mitad superior del esfínter está envuelto por delante del músculo longitudinal conjunto, mientras que la mitad inferior es atravesada por él. En la mujer, la totalidad del esfínter está encapsulado por una mezcla de fibras derivadas de ambos músculos, longitudinal y esfínter interno. 8

Este esfínter, es de hecho, más probable que sea una unidad muscular, unida por el ligamento anococcígeo posteriormente hasta el cóccix y anteriormente al cuerpo perineal, no está dividido en capas o láminas. Existe, sin embargo, un cierto grado de asimetría anatómica, que representa por tanto asimetría funcional radial y longitudinal, la cual ha sido observada durante la manometría anal. 9

El esfínter anal externo, junto con los músculos del piso pélvico, a diferencia de otros músculos esqueléticos que son por lo general inactivos en reposo, mantiene el tono eléctrico en reposo inconsciente, a través de un arco reflejo, a nivel de la cola caudada.

Músculo Elevador del Ano

El músculo elevador del ano o diafragma pélvico, comprende el componente principal del piso pélvico. Se trata de un par de capas amplias y simétricas, compuestas por tres músculos estriados: ileococcígeo, pubococcígeo y puborrectal (ver ilustración 2 y 3). Un cuarto componente variable, el músculo isquiococcígeo o coccígeo, es rudimentario en los seres humanos y está representado por solo unas pocas fibras musculares en la superficie del ligamento sacroespinoso 10. Fibras iliococcígeas que surgen de la espina isquial y la parte posterior de la fascia del obturador cursan hacia abajo y hacia dentro y se insertan en los lados laterales de S3 y S4, el cóccix y el rafe anococcígeo. El pubococcígeo surge de la parte posterior del pubis y la parte anterior de la fascia del obturador. Este corre dorsalmente al lado de la unión anorrectal para decusarse con fibras del lado opuesto en el rafe anococcígeo, insertándose en la superficie anterior del cuarto segmento sacro y primer segmento coccígeo 13.

El piso pélvico es "defectuoso" en la línea media, donde la parte inferior del recto, la uretra, la vagina en las mujeres o la vena dorsal del pene en lo hombres, pasa a través de él. Este defecto que es llamado el hiato del elevador, consiste en un espacio elíptico situado entre los dos músculos pubococcígeos. El ligamento hiatal, procedente de la fascia pélvica, mantiene las vísceras intrahiatales juntas, e impide su constricción durante la contracción del músculo elevador del ano. Una función dilatadora ha sido atribuida al rafe anococcígeo debido a su disposición entrecruzada 12.

El músculo puborrectal es un bucle fuerte en forma de U, compuesto por músculo estriado que moviliza la unión anorrectal hacia la cara posterior del pubis. El puborrectal es la porción más medial del músculo elevador del ano. Está situado inmediatamente cefálico al componente profundo del esfínter externo. Debido a que la unión entre los dos músculos es indistinta y tienen una inervación común (nervio pudendo), el puborrectal a veces se suele considerar parte del esfínter anal externo y no del complejo elevador del ano. Dos estructuras anatómicas de la unión del recto y el canal anal están relacionadas con el músculo puborrectal: al anillo anorrectal y el ángulo anorrectal. El anillo anorrectal es un fuerte anillo muscular que representa la parte superior donde termina el esfínter (más precisamente el músculo puborrectal) y el borde superior de esfínter anal interno alrededor de la unión anorrectal (ver ilustración 6). Es de relevancia clínica especial porque la división de esta estructura durante la cirugía de abscesos o fístulas inevitablemente resulta en incontinencia fecal. Se piensa que el ángulo anorrectal es el resultado de la configuración anatómica en forma de U del músuclo puborrectal alrededor de la unión anorrectal. Considerando que los esfínteres anales son responsables del cierre del canal anal para retener gases y heces líquidas, el músculo puborrectal y el ángulo anorrectal están diseñados para mantener la continencia fecal sólida 11.

Ilustración 6. Representación del ángulo anorrectal. La fuerza dirigida hacia adelante del músculo puborrectal contribuye a la angulación entre el recto y el canal anal.

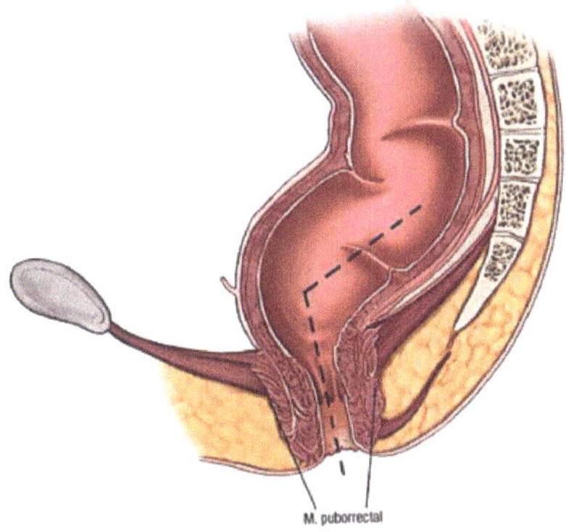

Ilustración 6. Tomada del libro "Enfermedades del colon, recto y ano. Coloproctología. Enfoque clínico y quirúrgico" Héctor Enríquez Blanco.

Espacio Perianal y Perirrectal

En la región anorrectal representan espacios potenciales de significado clínico, los cuales incluyen: espacio isquiorrectal, perianal, interesfinteriano, submucoso, postanal superficial, postanal profundo, supraelevador y retrorrectal (ver ílustración 5).

La fosa isquiorrectal o fosa isquianal, está subdividida por una fascia delgada horizontal en dos espacios: perianal e isquiorrectal. El espacio isquiorrectal comprende los dos tercios superiores de la fosa isquiorrectal. Es de forma piramidal y está situado en ambos lados, entre el canal anal y la parte inferior del recto medialmente y la pared lateral de la pelvis lateralmente. El vértice está en el origen del músculo elevador del ano en la fascia del obturador, la base es el espacio perianal. Anteriormente, la fosa está delimitada por el diafragma urogenital y el músculo transverso profundo. Posterior a la fosa isquiorrectal está el ligamento sacrotuberoso y el borde inferior del glúteo mayor. En la parte superolateral el nervio pudendo y los vasos pudendos internos corren por el canal pudendo (conducto de Alcock). Finalmente, la fosa isquiorrectal contiene grasa, vasos y nervios rectales inferiores11.

Ilustración 7. Vista Frontal del espacio perirrectal y perianal.

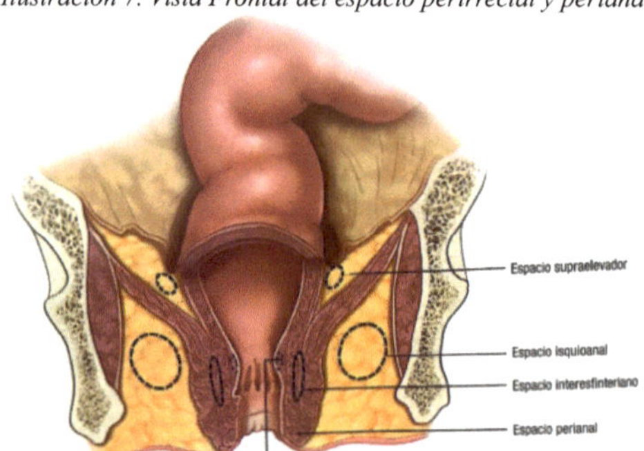

Ilustración 7. Tomada del libro "Enfermedades del colon, recto y ano.
Coloproctología. Enfoque clínico y quirúrgico" Héctor Enríquez Blanco.

El espacio perianal rodea la parte inferior del canal anal. Se continúa con la grasa subcutánea de los glúteos lateralmente y se extiende en el espacio interesfinteriano medialmente. El plexo hemorroidal externo yace en el espacio perianal y se comunica con el plexo hemorroidal interno a nivel de la línea dentada. Este espacio es típico sitio de hematomas anales, abscesos perianales y fístulas anales. Este espacio también encierra la parte subcutánea del esfínter externo, la parte inferior del esfínter interno y fibras del músculo longitudinal conjunto. Estas fibras funcionan como tabiques, dividiendo el espacio en una disposición compacta, lo que puede explicar el dolor severo causado por un hematoma o absceso perianal 10.

Ilustración 8. Vista lateral del espacio perianal y perirrectal

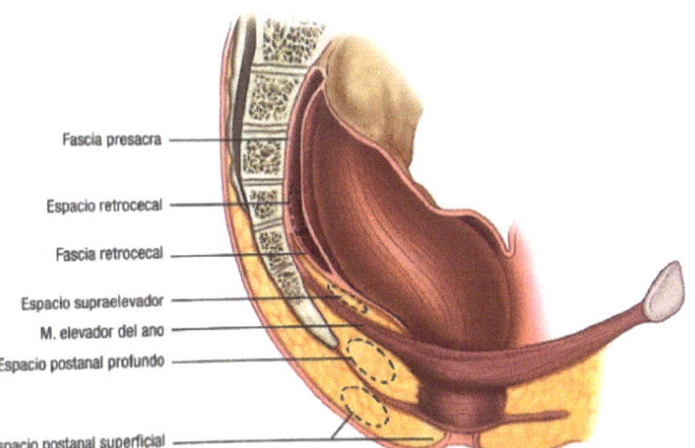

Ilustración 8. Tomada del libro "Enfermedades del colon, recto y ano.
Coloproctología. Enfoque clínico y quirúrgico" Héctor Enríquez Blanco

El espacio interesfinteriano es un espacio potencial entre el esfínter anal interno y el esfínter anal externo. Es importante en la génesis del absceso perianal porque la mayoría de las glándulas anales terminan en este espacio. El espacio submucoso, que está situado entre el esfínter interno y el revestimiento mucocutáneo del canal anal, contiene el plexo hemorroidal interno y el músculo submucoso anal. Por encima, se continúa con la capa submucosa del recto, e inferiormente se termina a nivel de la línea dentada.11

El espacio superficial postanal se interpone entre el ligamento anococcígeo y la piel. El espacio profundo postanal, también conocido como el espacio retroesfintérico de Courtney, está situado entre el ligamento anococcígeo y el rafe anococcígeo. Ambos espacios postanales se comunican posteriormente con la fosa isquiorrectal y son los sitios de abscesos en herradura.11

Los espacios supraelevadores están situados entre el peritoneo superior y el elevador del ano inferiormente. Estos espacios están limitados bilateralmente por el recto y lateralmente por la fascia del obturador. Los abscesos supraelevadores pueden ocurrir como resultado de la extensión hacia arriba de una infección criptoglandular o desarrollarse a partir de un origen pélvico.

El espacio retrorrectal se encuentra entre la fascia presacra posteriormente. Lateralmente se encuentran los ligamentos laterales rectales e inferiormente el ligamento recto sacro, el espacio superior es continuo con el retroperitoneo. Este espacio es un sitio frecuente de restos embriológicos y tumores presacros raros.12

Irrigación Arterial

Las arterias del recto son las arterias rectales superiores, medias e inferiores.

1. **Arteria rectal o hemorroidal superior.** Se origina de la bifurcación de la arteria mesentérica inferior, desciende así dos ramas, derecha e izquierda, a los lados del recto; irrigando así la mitad superior del recto. Por arriba del ano, cada una de ellas origina varias ramas pequeñas, las cuales siguen un trayecto vertical en dirección caudal, a intervalos regulares, hasta alcanzar el nivel del esfínter interno, punto en el cual forman arcos alrededor de la porción caudal del recto y se anastomosan con otros vasos 12.

2. **Arteria rectal o hemorroidal media.** Se origina directamente de la arteria iliaca interna o de un tronco común con la arteria vesical inferior. Se aproxima al recto lateralmente y se une a los arcos localizados en la unión entre el recto y el conducto anal. Uniéndose sus ramificaciones, por una parte, a las arterias rectales superiores mediante anastomosis superficiales (en la capa muscular) y otras intraparietales (en la capa submucosa) y, por otra parte, a las arterias rectales inferiores 12.

3. **Arteria rectal o hemorroidal inferior.** Se origina de la arteria pudenda interna, perfora la pared del conducto pudendo (de Alcock) y da origen a dos o tres ramas por cada lado, las cuales se dirigen medialmente a través de la fosa isquiorrectal hasta el músculo esfínter externo, la pared del conducto anal y la piel que rodean el ano 13.

Ilustración 9. Irrigación sanguínea del colon, recto y ano.

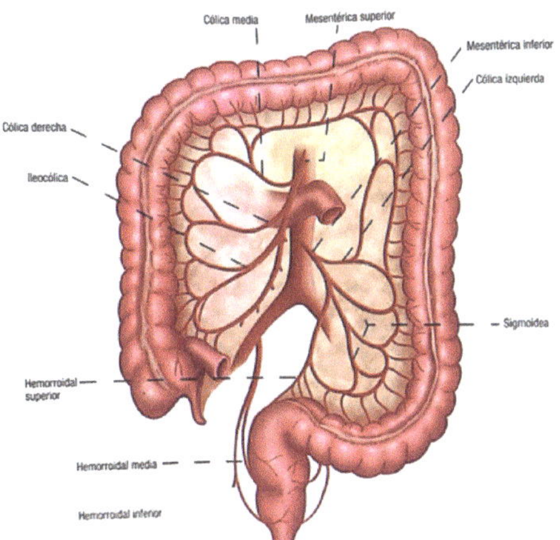

Ilustración 9. Tomada del libro "Enfermedades del colon, recto y ano. Coloproctología. Enfoque clínico y quirúrgico" Héctor Enríquez Blanco.

Drenaje Venoso

Nacen de un denso plexo submucoso, denominado plexo rectal o plexo hemorroidal, mediante el cual se realiza una anastomosis portocava muy importante. Generalmente se localiza en el borde cefálico del conducto anal y algunas de las venas están dilatadas o saculadas. El plexo venoso rectal esta especialmente desarrollado en el conducto anal, sobre todo en la región de los conductos anales. 13

Drenaje

1. Principalmente a través de seis vasos ascendentes que siguen un trayecto de aproximadamente 12.0 cm entre la muscular y la mucosa. Estas venas se unen para formar la vena rectal o hemorroidal superior, una tributaria de la vena mesentérica inferior que finalmente desembocan en la vena porta hepática.

2. La vena rectal o hemorroidal media que se origina en el plexo, recibe tributarias de la vejiga, la próstata y la vesícula seminal, siguiendo un trayecto lateral sobre la cara pélvica del músculo elevador del ano hasta la vena iliaca interna que finalmente desemboca en la vena cava inferior.

3. La vena rectal o hemorroidal inferior que se origina en la porción inferior del plexo y se dirige hacia la vena pudenda interna, para alcanzar finalmente a la vena iliaca interna, la cual desemboca en la vena cava inferior. A su vez, la vena rectal inferior se divide en venas supraesfinterianas, transesfinterianas e infraesfinterianas, según su relación con el esfínter externo del ano.

Ilustración 10. Drenaje venoso del recto y ano

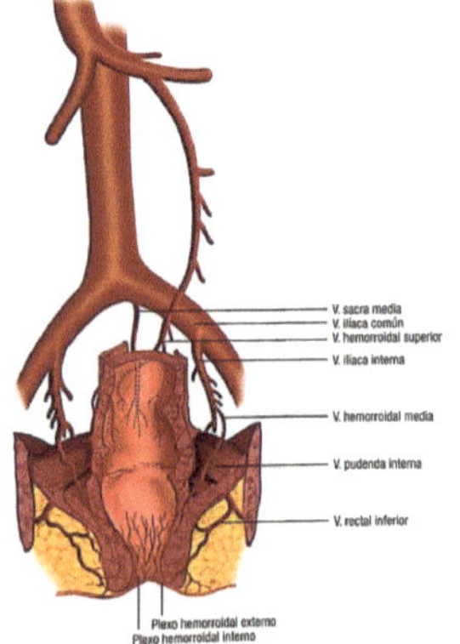

Ilustración 10. Tomada del libro "Enfermedades del colon, recto y ano. Coloproctología. Enfoque clínico y quirúrgico" Héctor Enríquez Blanco.

Drenaje Linfático

Los vasos linfáticos del ano acompañan a los linfáticos del perineo superficial y del escroto hacia los ganglios inguinales superficiales.

Los vasos linfáticos del conducto anal acompañan a la arteria rectal media y terminan en los ganglios inguinales iliacos internos, que acompañan a los vasos homónimos; de allí se dirigen a los ganglios iliacos comunes y finalmente al grupo aórtico lateral.

Los vasos linfáticos del recto drenan en los ganglios pararrectales, los cuales se localizan sobre el músculo rectal y el mesocolon sigmoide, hasta el grupo mesentérico inferior de ganglios preaórtico.13

Ilustración 11. Sistema linfático del recto y ano.

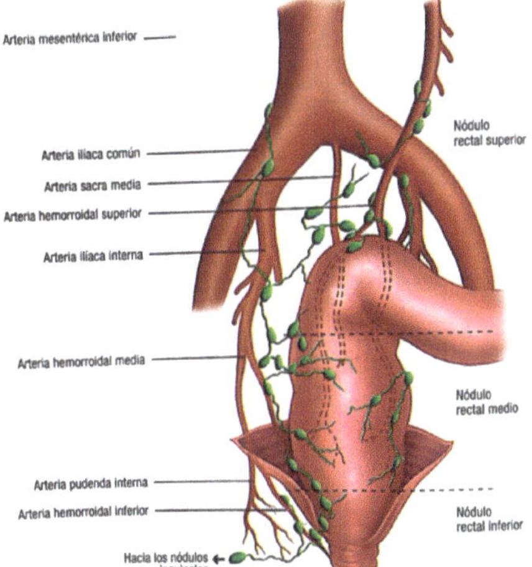

Ilustración 11. Tomada del libro "Enfermedades del colon, recto y ano.
Coloproctología. Enfoque clínico y quirúrgico" Héctor Enríquez Blanco.

Nervios

Los nervios proceden de los plexos mesentéricos superior e inferior. Es así que el recto está inervado por: a) plexos rectales superiores que son la terminación del plexo mesentérico inferior; b) plexos rectales medios e inferiores, que nacen de los plexos hipogástricos inferiores, y c) nervio rectal inferior o anal inferior, ramo del plexo sacro; este inerva el músculo esfínter externo del ano y la piel del margen del ano. 10

Inervación motora del canal anal. El esfínter anal interno es inervado por los nervios simpáticos L5 y parasimpáticos S2, S3 y S4, estos nervios siguen la misma ruta hasta el recto. El elevador del ano es inervado por las raíces sacras en su superficie pélvica (S2, S3 y S4), así como la rama perineal del nervio pudendo en su superficie inferior. El músculo puborrectal recibe inervación adicional de los nervios rectales inferiores. El esfínter anal externo está inervado en cada lado por la rama rectal inferior del nervio pudendo (S2 y S3) y por la rama perineal S4. A pesar del hecho de que el puborrectal y el esfínter anal externo tienen una inervación diferente, estos músculos parecen actuar como una unidad indivisible. Después de la transección unilateral de un nervio pudendo, la función del esfínter anal externo se conserva debido al cruce de fibras a nivel de la médula espinal 10.

Inervación sensitiva del canal anal. El canal anal superior contiene abundantes terminaciones nerviosas sensoriales, libres y organizadas, especialmente en las inmediaciones de las válvulas anales. Las terminaciones nerviosas organizadas incluyen corpúsculos de Meissner (tacto), bulbos de Krause (frío), cuerpos de Golgi-Mazzoni (presión) y corpúsculos genitales (fricción). La sensibilidad anal es transmitida en la rama rectal inferior del nervio pudendo y se cree que desempeñan un papel en el mantenimiento de la continencia fecal 14.

Características Especiales

Las columnas anales son pliegues verticales formados por las venas dilatadas del plexo rectal. Los senos anales son surcos localizados entre las columnas. Las válvulas anales son pliegues que unen a las columnas en el extremo caudal de los senos anales.

Consideraciones Clínicas

El conducto anal presenta cuatro puntos de referencia. La línea anocutánea marca el extremo inferior del tubo digestivo. La línea alba de Hilton marca la separación entre los esfínteres interno y externo del ano. El pecten es la unión mucocutánea; las hemorroides internas se desarrollan por arriba de esta línea y las hemorroides externas por debajo de la misma. Esta línea también marca una división linfática entre el flujo hacia el interior de la pelvis (principalmente a los ganglios iliacos internos) y el flujo hacia los ganglios inguinales. La línea anorrectal es la línea localizada por arriba de las criptas y senos anales que marca el inicio del conducto anal 11.

La línea trazada alrededor del conducto anal, siguiendo las válvulas anales y las bases de las columnas anales generalmente es referida por los clínicos como línea pectínea, dentada o mucocutánea y es también un punto de referencia; la transición entre el epitelio columnar o cuboidal de la porción superior del conducto anal y el epitelio estratificado de la porción inferior ocurre cerca de este nivel. Esto es importante debido a que los carcinomas de los dos tipos de epitelio difieren; la línea se encuentra a sólo 0.25 a 1.0 cm por debajo de una división en la inervación. Por arriba, las fibras aferentes acompañan al plexo pélvico (tipo visceral), por abajo, las fibras aferentes somáticas se integran al nervio pudendo.

Si se incrementa el flujo de sangre entre los plexos venosos interno y externo (p.ej., en los casos de estreñimiento frecuente) las venas se dilatan y se vuelven tortuosas, formando las hemorroides, que pueden ser internas o externas.

1.Williamson RCN, Mortensen NJMcC. *Anatomy of the large intestine. Diseases of the Colon, Rectum and Anal Canal. Baltimore, MD: Williams & Wilkins; 1987:1-22.*

2.Gordon PH. *Anorectal anatomy and physiology. Gastroenterol Clin North Am. 2001;30(1):51-61.*

3.Lawson JO. *Pelvic anatomy. II. Anal canal and associated sphincters. Ann R Coll Surg Engl. 1974;54(6):288-300.*

4.Abel AL. *The pectin: the pecten band: pectenosis and pectenectomy. Lancet. 1932;1:714-718*

5.Duthie HL, Gairns FW. *Sensory nerve-endings and sensation in the anal región in man. Br J Surg, 1952;47(206):585-595*

6.Frenckner B, Euler CV. *Influence of pudendal block on the function of the anal sphincters. Gut. 1975;16(6):482-489.*

7.Courtney H. *Anatomy of the pelvic diaphragm and anorectal musculature as related to sphincter preservation in anorectal surgery. Am J Surg. 1950;79(1): 155-173.*

8.Oh C, Kark AE. *Anatomy of the external anal sphincter. Br J Surg. 1972;59(9): 717-723.*

9.Jorge JM, Habr-Gama A. *The value of sphincter asymmetry index in anal incontinence. Int J Colorectal Dis. 2000;15(5-6):303-310.*

10.Williamson RCN, Mortensen NJMcC. *Anatomy of the large intestine. Diseases of the Colon, Rectum and Anal Canal. Baltimore, MD: Williamson and Wilkins; 1987:1-22*

11.Corman, M. L., Bergamaschi, R. C., Nicholls, R., & Fazio, V. W. (2017). *Cirugía de Colon y Recto de Corman (Sexta ed., Vol. I). Amolca: Amolca.*

12.Pansky, B. (1998). *Anatomía Humana (Sexta ed.). México D.F: McGraw-Hill.*

13.Rouvière, H., Delmas, A., & Delmas, V. (2006). *Anatomía Humana Descriptiva, topográfica y funcional (Décimo primera ed., Vol. II). Barcelona: MASSON, S.A.*

14.Miller R, Bartolo DC, Cervero F, et al. *Anorectal sampling: a comparison of normal and incontinent patients. Br J Surg.1988;75(1):44-47.*

CAPÍTULO 5 (b.)

Carolina Michelle Ludeña Benalcázar
Fístulas Perianales

Fístulas Perianales

Definición

Es la comunicación anormal entre el ano con la piel, o los tejidos u órganos adyacentes, como complicación de un absceso de esa región. El absceso y la fístula anal son dos fases del mismo padecimiento, el primero en fase aguda o inicial y la segunda en fase crónica o secuela. La fístula es el conducto de paredes fibrosas infectadas, que comunica una cripta anal con la piel o con la luz del recto; el orificio localizado en la cripta se denomina primario o interno y el cutáneo mucoso o secundario.

El orificio primario es donde habitualmente se origina el proceso.

Epidemiología: 1 de cada 10.000 personas. Existen pocos datos acerca de su prevalencia, supone entre el 10% y el 30% de las

Factores De Riesgos Asociados

1. Diabetes Mellitus.
2. Obesidad.
3. Traumatismos.
4. Antecedentes de fisura anal crónica.
5. Encamado crónico.
6. Ingestión de cuerpos extraños
7. Radioterapia

Etiopatiogenia: Es producida por la infección de las glándulas anales (criptoglandular) es la causa más del 95% de los pacientes con absceso anal, con la posibilidad de la formación de una fístula.

Clasificación

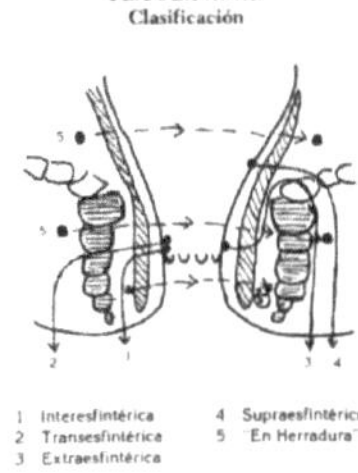

1. POR LOS ELEMENTOS QUE LO INTEGRAN
2. POR LA RELACIÓN CON EL ESFINTES (PARKINS 1976)

POR LOS ELEMENTOS QUE LA INTEGRAN		POR SU RELACIÓN CON EL ESFINTER (PARKS 1976)
FÍSTULA COMPLETA O SIMPLE	Tiene un orificio primario, se asienta en la cripta de Morgagni. Un orificio secundario en el tejido perianal y un trayecto fistuloso que los une. **Es el más frecuente.**	INTERESFINTERIANA a. De trayecto bajo sencillo. b. De trayecto ciego alto. c. De trayecto alto con abertura rectal. d. De abertura rectal, sin abertura perineal. e. De extensión extrarrectal. f. Secundara a enfermedad pélvica.
FÍSTULA INCOMPLETA (Ciega o Sinus)	Presenta un orificio primario y un trayecto fistuloso, pero carece de orificio secundario.	INFRAESFINTERIANA O TRANSESFINTERIANA: a. Sin complicación. b. De trayecto ciego alto.
FÍSTULA COMPLEJA	Posee uno o más orificios primarios y varios orificios secundarios, con trayectos múltiples. En éste grupo se incluyen las denominadas fístulas en herradura que tienen un trayecto bilateral, con un orificio primario en la comisura posterior o anterior y varios orificios externos o secundarios, a ambos lados de la línea media.	SUPRAESFINTERIANA a. Sin complicación b. De trayecto ciego alto
FÍSTULA COMPLICADA	Cuando el trayecto fistuloso establece comunicación con algún órgano vecino. (Rectovaginal, rectovesical y otros)	EXTRAESFINTERIANA Secundaria a: a. Fisura anal b. Traumatismo c. Enfermedad anorrectal (Ej: Enfermedad Crhohn) d. Inflamación pélvica.

Cuadro Clínico

Produce mínimas molestias; se manifiesta por secreción purulenta persistente y escasa, que procede de una elevación cutánea del tejido inflamatorio (orificio secundario), a veces dolorosa al tacto, que puede ser única o múltiple, situado en cualquiera de los dos cuadrantes perianales , con mayor frecuencia en los posteriores a distancias variables del ano , algunas tan lejanas como 12 a 13 cm y aun más.

Aproximadamente en la mitad de los casos se encuentra un aumento en el volumen e hiperpigmentación de la piel en la región que rodea el orificio fistuloso, que traducen la presencia de un absceso que no fue totalmente vaciado. En conjunto el absceso y la fístula siguen una de las siguientes evoluciones

A) Cuando el absceso drena ya sea espontáneamente o quirúrgicamente, supura cuatro a cinco días se ocluye el orificio y el padecimiento aparentemente se cura; en un tiempo variable de semanas a meses y aun años, el absceso reincide vuelve a vaciarse y desaparece nuevamente; esto puede suceder innumerables veces.

B) El orificio fistuloso una vez desaparecido el absceso continúa supurando durante semanas o meses, al cabo de los cuales se ocluye; después de una temporada variable asintomático el absceso se vuelve a formar.

C) L a fístula persiste supurando constante y escasamente, por el tiempo indefinido sin formación de abscesos.

D) La fístula supura constantemente se cierra por dos a tres días y se inicia la formación de un nuevo absceso y así sucesivamente.

Criterios Diagnósticos
1. Historia de absceso perianal.
2. Drenaje anal o perianal de secreción purulenta o intermitente.
3. Presencia de orificio fistuloso secundario con trayecto fistuloso dirigido hacia la cripta de origen

Diagnósticos Diferenciales

Tuberculosis	La fístula coexiste con el padecimiento pulmonar, pero un paciente tuberculoso puede tener una fístula criptoglandular.
Linfogranuloma venéreo	Debe sospecharse en orificios fistulosos múltiples, signos de infección subcutánea severa, irregularidad de la mucosa rectal al tacto y el típico estrechamiento del recto situado unos 4 a 6 cm. del ano.
Quiste Pilonidal	Orificio en la línea media sacrococcigea constituido por pelos a través del orificio.
Hidradenitis supurativa o Hypoderma	Infección de las glándulas sudorípara se inicia con nódulos subcutáneos que se reblandecen y supuran y se extienden a otras glándulas y forman trayectos subcutáneos fistulosos que comunican al exterior. Pueden abarcar ambas regiones glúteas sacrococcigea e inguinales con zonas hiperpigmentadas brillantes de aspecto inflamatorio.
Actinomicosis	Enfermedad rara con numerosos orificios fistulosos supurantes con signos de infección subcutánea severa y extensa. Ataque severo al estado general. El tratamiento con antibióticos representa el elemento diferencial importante.
Furunculosis y quistes sebáceos infectados	Es un forúnculo similar a un absceso. El quiste evacua supura y evacúa su contenido intermitentemente. Rara vez fistulizan
Cuerpos Extraños	Sustancias anestésicas pueden producir abscesos.
Laceración obstétrica	Cicatrización defectuosa de desgarro perianal o episiotomía pueden dejar fístulas.
Osteomielitis de huesos pélvicos	Algunos fistulizan a región anal y perianal.

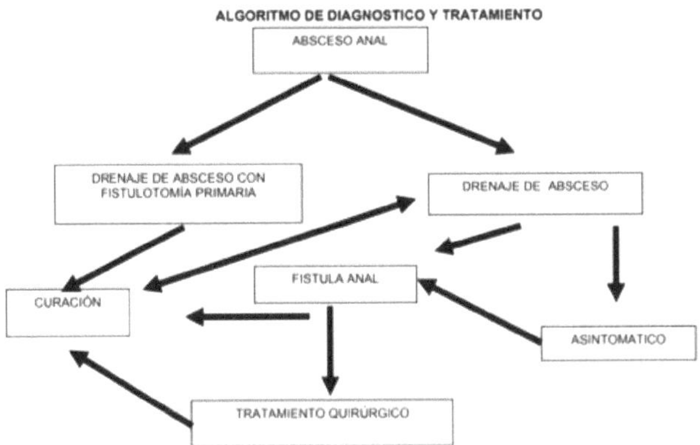

ALGORITMO DE DIAGNOSTICO Y TRATAMIENTO
ABSCESO ANAL
DRENAJE DE ABSCESO CON FISTULOTOMÍA PRIMARIA
DRENAJE DE ABSCESO
FISTULA ANAL
CURACIÓN
ASINTOMATICO
TRATAMIENTO QUIRÚRGICO

BIBLIOGRAFÍA

1. *http://hgm.salud.gob.mx/descargas/pdf/area_medica/gastro/ fistula_abscesoanal.pdf*

2. Corman ML. *Colon and rectal Surgery. J.B. Lippincot Company, Philadelphia, 1993: 133-169.*

3. Gordon PH, Nivatvongs S. *Principles and Practice of surgery for the colon, rectum and anus. Quality Medical Publishing, 1992:221-250*

CAPÍTULO 5 (c.)

Sofía Mishell Maldonado Llumiquinga
Fisura Anal

Fisura Anal

Introducción y Definición

Una fisura anal es el desgarro o ulceración a nivel del revestimiento del canal anal por debajo de la unión mucocutánea (línea dentada o pectínea) hasta el margen del ano que se localiza, generalmente, en línea media posterior (90%) (Ver figura 1). Es una de las enfermedades anorrectales benignas más comunes (Stewart, 2019). Causada mayormente por un trauma local generalmente por heces duras, y provocando dolor durante la defecación, el cual persiste durante una o dos horas. La persistencia de una fisura anal se asocia también con hipertensión del esfínter anal interno, espasmo anal, multiparidad o cirugía previa ((ASGE), 2010). El tratamiento inicial es primordialmente médico pues la cirugía está reservada para pacientes que fracasan en la terapia médica (Wald, Bharucha, Cosman, & Whitehead, 2014).

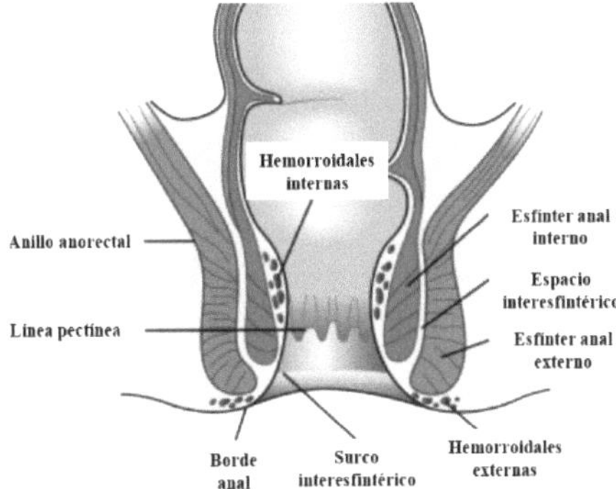

Figura 1. Anatomía del canal anal

Modificado de: Genevieve B. Melton-Meaux MD y Mary R. Kwaan MD, M. (2010). Hemorrhoids, Anal Fissure, and Anorectal Abscess and Fistula. In Conn's Current Therapy (pp. 211–214). Elsevier Inc. Retrieved from https:// www-clinicalkey-es.puce.idm.oclc.org/#!/content/book/3-s2.0-B9780323596480000523?scrollTo=%23hl0000162

Epidemiologia

Es una de las principales consultas proctológicas en nuestro medio, de incidencia desconocida, pero que afecta principalmente a bebés, adultos jóvenes o de mediana edad y a mujeres durante el tercer trimestre de embarazo o puerperio (CKS, 2005).

Se estima que aproximadamente 235,000 nuevos casos de fisura anal ocurren cada año en los Estados Unidos (Madalinski, 2011). Sin embargo, no se puede establecer una incidencia más precisa porque la incomodidad anal a menudo se atribuye erróneamente a las hemorroides sintomáticas.

Clasificación

La fisura anal se puede clasificar en función de la etiología y del tiempo de evolución en:

- **Por su etiología:**
  - Primaria o idiopática: las más frecuentes.
  - Secundarias: asociadas a enfermedades digestivas (Enfermedad Inflamatoria Intestinal), enfermedades de transmisión sexual (VIH), tumores, quimioterapia o traumatismos.

- **Por su tiempo de evolución:**
  Aguda: es aquella que se resuelve entre 4 y 6 semanas.
  Crónica: la sintomatología persiste pasadas las 6 semanas (Collins EE, 2007).

Fisiopatología

Las fisuras anales generalmente comienzan con un desgarro en el anodermo dentro de la mitad distal del canal anal. El desgarro luego desencadena ciclos de dolor anal recurrente y sangrado, que conducen al desarrollo de una fisura anal crónica en hasta un 40% de los pacientes (Madalinski, 2011). El músculo del esfínter interno expuesto dentro del lecho de la fisura con frecuencia tiene espasmos, lo que no solo contribuye al dolor intenso sino que también puede restringir el flujo de sangre a la fisura, evitando su curación.

La isquemia puede contribuir al desarrollo de una fisura anal. El anodermo, ubicado en la línea media posterior, la ubicación más común de las fisuras primarias, recibe menos de la mitad del flujo sanguíneo en comparación con otros cuadrantes del canal anal. Además, los pacientes con fisura anal crónica tienen una presión anal más alta que las personas sanas y aquellos con otros trastornos colorrectales como la incontinencia fecal o las hemorroides, y la tasa de perfusión está inversamente relacionada con la presión anal (Schouten WR1, Briel JW, 1994). La demostración del flujo sanguíneo reducido en las áreas donde se producen fisuras anales proporciona la justificación del uso de vasodilatadores, como la nitroglicerina tópica, en el tratamiento de este trastorno.

El 90% de las fisuras anales se encuentran en la línea media posterior del canal anal. Las fisuras se localizan en la línea media anterior en hasta el 25% de las pacientes femeninas y el 8% de los pacientes masculinos. En el 3% de los pacientes, las fisuras de la línea media anterior y posterior ("fisuras de beso") están presentes simultáneamente (Stewart DB Sr1, Gaertner W, Glasgow S, Migaly J, Feingold D, 2017). Las fisuras localizadas lateralmente son atípicas y pueden indicar una etiología secundaria (Ver 'Etiología' a continuación).

Los pacientes con una fisura anterior tienen más probabilidades de tener una lesión oculta del esfínter externo y una función deteriorada del mismo en comparación con los pacientes con una fisura posterior (Zaghiyan KN, 2011a).

Etiología
La mayoría de las fisuras anales son primarias, causadas por un traumatismo local (heces duras, diarrea crónica, examen rectal digital, endoscopia, cuerpo extraño, parto vaginal o sexo anal). Las fisuras anales secundarias aparecen en relación con procedimientos quirúrgicos anales previos, enfermedad inflamatoria intestinal, enfermedades granulomatosas (ej. Tuberculosis extrapulmonar, sarcoidosis), tumores malignos (ej. Cáncer anal de células escamosas, leucemia) o enfermedades de transmisión sexual (ej. VIH, sífilis, clamidia) (Cecil y Goldman, 2013).

Manifestaciones clínicas

Síntomas del paciente: los pacientes con una fisura anal aguda presentan dolor anal que a menudo está presente en reposo pero se ve exacerbado por la defecación. Los síntomas dolorosos casi siempre se resuelven dentro de los 15 a 30 minutos después de la defecación. En raras ocasiones, el paciente con una fisura anal se queja de dolor severo y constante, pero esto generalmente se ve en casos de fisura anal grave y profunda con espasmo anal significativo asociado. Se cree que el dolor intenso, cuando el paciente lo describe "como si un vidrio me estuviera cortando", es secundario al desgarro de la fisura y al espasmo interno del esfínter anal asociado. Aunque el dolor es el síntoma cardinal de las fisuras anales, también es común que exista sangrado con las evacuaciones intestinales ("solo mancha el papel higiénico"), el sangrado franco es raro (hematoquecia)(Genevieve B. Melton-Meaux MD y Mary R. Kwaan MD, 2010).

Las fisuras anales a menudo se diagnostican erróneamente como enfermedad hemorroidal debido a que ambos diagnósticos son igual de comunes y tienen signos y síntomas compartidos. El síntoma distintivo de las fisuras anales es el dolor, generalmente de grado severo y casi siempre exacerbado por la defecación. Las hemorroides pueden estar asociadas con incomodidad, a menos de que exista una hemorroide externa trombosada, las molestias son más leves y están menos relacionadas con la defecación. Las hemorroides internas no suelen causar molestias, aunque pueden asociarse con hemorragia anal, al igual que las fisuras anales (Stewart, 2019).

Examen físico: cuando se sospecha de fisura anal por primera vez se deben evitar maniobras invasivas que puedan exacerbar la incomodidad anal. El mejor enfoque es colocar al paciente en posición prona de navaja Sevilla o posición de Kraske, separar los glúteos suavemente y mirar en la línea media posterior. En pacientes más delgados, tales maniobras a veces permiten la visualización de la fisura (Surrell, 2020).

Con mayor frecuencia, una fisura anal aparece como un desgarro longitudinal en el anodermo que generalmente no se extiende más allá de la línea dentada (Zaghiyan KN, 2011b). Una fisura aguda aparece como una laceración fresca y superficial, muy parecida a un corte de papel; una fisura crónica tiene bordes elevados que exponen las fibras blancas orientadas horizontalmente de las fibras musculares internas del esfínter anal en la base de la fisura. Las fisuras anales crónicas a menudo van acompañadas de marcas externas de la piel (acúmulo centinela) en el extremo distal de la fisura y papilas anales hipertrofiadas en el extremo proximal. Estas características de una fisura crónica se atribuyen a la inflamación crónica y posterior fibrosis (Surrell, 2020). (Ver figura 3).

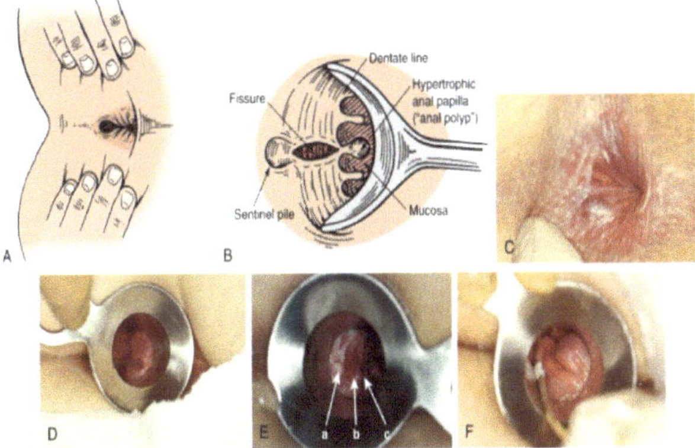

Figura 3. (A) Examen externo. Eversión suave de las nalgas (B) Examen anoscópico. Fisura anal posterior crónica con una acúmulo centinela distal y una papila anal hipertrófica proximal al nivel de la línea dentada. (C) Fisura anal superficial visualizada fácilmente con retracción manual de tejidos perianales. (D) Fisura anal aguda diagnosticada con el uso de un anoscopio ranurado Ives. (E) Fisura anal crónica. Las flechas apuntan al acúmulo centinela (a), la fisura (b) y el pólipo anal (c). (F) Gran fisura anal aguda oculta por hemorroides que requiere que se retraiga con un aplicador con punta de algodón. (Cortesía del Centro de Procedimientos Médicos, Midland, MI.)
Tomado de: (Surrell, 2020)

Sin embargo, no es necesario visualizar la fisura para establecer el diagnóstico durante un examen inicial. Debido a la incomodidad del paciente, casi nunca se realiza un examen anal digital completo o un examen de anoscopia en la visita inicial. Dichos exámenes pueden realizarse en visitas posteriores después de que los síntomas del paciente hayan mejorado con el tratamiento.

Diagnóstico

La fisura anal debe sospecharse en base a un historial de dolor anal provocado por la defecación y que dura minutos y horas después, a menudo con hemorragia anal asociada. El diagnóstico puede confirmarse en el examen físico visualizando directamente una fisura (generalmente en pacientes más delgados) o reproduciendo las quejas que presenta el paciente (es decir, dolor anal) mediante una palpación digital suave del borde anal posterior (o anterior) de la línea media (Stewart, 2019).

La colonoscopia podría estar indicada en pacientes en los que persiste el sangrado una vez haya mejorado el dolor relacionado con la fisura y en aquellos casos que nos hagan sospechar una etiología secundaria como son las fisuras laterales o múltiples (Madoff RD, 2003).

Tratamiento

Se debe tener presente que la hipertonía del esfínter anal interno es el factor más importante en la persistencia de la fisura anal crónica. Por lo tanto, el objetivo del tratamiento es reducir la hipertonía, relajar el esfínter anal interno, iniciar y mantener el paso atraumático de las heces y aliviar el dolor, para mejorar la vascularización local y permitir la cicatrización (Friedman, 2019).

Para ello existen varias opciones en función de si se trata de una fisura aguda, o típica (es decir, una sola fisura posterior o anterior sin evidencia de enfermedad de Crohn), o fisura crónica.

- **Fisura anal aguda:** hasta el 90% suelen responder a un tratamiento conservador o higiénico-dietético que consiste en: dieta rica en fibra, ingesta hídrica abundante, ablandador de heces o laxantes, analgesia, realización de baños de asiento (se realizan con agua tibia, durante 10-15 minutos, dos o tres veces al día y tras hacer deposición), y vasodilatadores tópicos (ungüento de nifedipino preparado al 0.2 a 0.3% dos a cuatro veces al día o ungüento de nitroglicerina al 0,4% dos veces al dia) durante un mes (King HC, Khera-Butler T, James P, 2017)(Surrell, 2020) (Ver algoritmo 1)

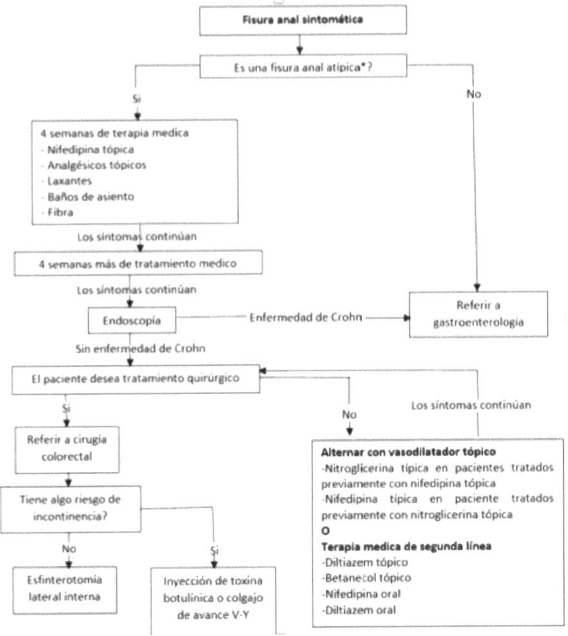

Algoritmo 1. Manejo de fisura anal sintomática.
**Localización anterior o posterior y sin síntomas de Enfermedad de Crohn.*
Modificado de: Friedman, L. S. (2019). Anal fissure : Medical management, 1–11.

Aunque la terapia médica es menos efectiva que la cirugía, especialmente para las fisuras anales crónicas, debe ofrecerse primero debido a su amplia disponibilidad, mejor tolerancia y falta de complicaciones graves (es decir, incontinencia fecal).

Deben evitarse las preparaciones tópicas con anestésicos locales o corticoides durante más de una semana ya que producen dermatitis (de contacto y atrófica) con escaso beneficio (Friedman, 2019).

- **Fisura anal crónica:** La última evidencia sugiere realizar una esfinterotomía interna lateral en pacientes con bajo riesgo de desarrollar incontinencia fecal (Grado 2C). Como estándar de oro, la esfinterotomía interna lateral se ha comparado con todas las otras terapias para la fisura anal, incluida la nitroglicerina tópica, la inyección de toxina botulínica A y la nifedipina oral (Ellis, 2019). La esfinterotomía interna lateral sigue siendo superior en eficacia a todas las demás terapias, según una revisión sistemática de 2017 (Nelson RL, Manuel D, Gumienny C, Spencer B, Patel K, Schmitt K, Castillo D, Bravo A, 2017).

Se recomienda realizar una esfinterotomía más larga en lugar de una esfinterotomía parcial (es decir, esfinterotomía del ápice de la fisura) (Grado 1B). El procedimiento se puede realizar de forma abierta o cerrada.

Para los pacientes con alto riesgo de desarrollar incontinencia fecal (p. Ej., Sexo femenino, Edad avanzada, Multiparidad, Cirugía anal previa, Ausencia de hipertonía) las opciones quirúrgicas incluyen inyección de toxina botulínica A, colgajo de avance V-Y y fisurectomía subcutánea. Estas alternativas a la esfinterotomía interna lateral no requieren que se divida el músculo interno del esfínter y, por lo tanto, reducen el riesgo de incontinencia fecal (Madalinski, 2011).

Si se desarrolla una fisura anal persistente o recurrente después de que se realizó una esfinterotomía interna lateral y causa dolor intenso al paciente, se realiza una ecografía anal para determinar la integridad de la esfinterotomía previa.

Los pacientes que tienen una esfinterotomía incompleta deben someterse a una esfinterotomía repetida en el mismo lado o en el lado opuesto.

Los pacientes que tienen una esfinterotomía completa deben someterse a una fisurectomía seguida de un cierre de colgajo de avance V-Y (Ellis, 2019).

El hallazgo de una fisura anal atípica (múltiple, fuera de la línea media, grande o irregular) debe alertar al cirujano sobre la posibilidad de una manifestación secundaria de una enfermedad sistémica, como enfermedad de Crohn, tuberculosis, infección por VIH, adenocarcinoma, carcinoma de células basales metastásicas, linfoma o leucemia. El manejo médico agresivo y óptimo de la enfermedad médica subyacente debe realizarse antes del manejo quirúrgico de una fisura anal atípica (Stewart DB Srl, Gaertner W, Glasgow S, Migaly J, Feingold D, 2017).

1.(ASGE), A. S. for G. E. (2010). *The role of endoscopy in patients with anorectal disorders. American Society for Gastrointestinal Endoscopy (ASGE), 72(6), 1117–1123. https://doi.org/10.1016/j.gie.2010.04.022*

2.Ellis, A. C. N. (2019). *Anal fissure : Surgical management, (algorithm 1).*

3.Friedman, L. S. (2019). *Anal fissure : Medical management, 1–11.*

4.Genevieve B. Melton-Meaux MD y Mary R. Kwaan MD, M. (2010). *Hemorrhoids, Anal Fissure, and Anorectal Abscess and Fistula. In Conn's Current Therapy (pp. 211–214). Elsevier Inc. Retrieved from https://www-clinicalkey-es.puce.idm.oclc.org/#!/content/book/3-s2.0-B9780323596480000523?scrollTo=%23hl0000162*

5.King HC, Khera-Butler T, James P, et al. (2017). *Environmental reservoirs of pathogenic mycobacteria across the Ethiopian biogeographical landscape. PLoS One, (12:e0173811.).*

6.Madalinski, M. H. (2011). *Identifying the best therapy for chronic anal fissure, 2(2), 9–16. https://doi.org/10.4292/wjgpt.v2.i2.9*

7.Nelson RL, Manuel D, Gumienny C, Spencer B, Patel K, Schmitt K, Castillo D, Bravo A, Y.-S. A. (2017). *A systematic review and meta-analysis of the treatment of anal fissure. Techniques in Coloproctology, 605–625.*

8.Schouten WR1, Briel JW, A. J. (1994). *Relationship between anal pressure and anodermal blood flow. The vascular pathogenesis of anal fissures. Diseases of the Colon and Rectum.*

9.Stewart, A. D. B. (2019). *Anal fissure : Clinical manifestations , diagnosis , prevention. UpToDate, 1–11.*

10.Stewart DB Sr1, Gaertner W, Glasgow S, Migaly J, Feingold D, S. S. (2017). *Clinical Practice Guideline for the Management of Anal Fissures. Diseases of the Colon and Rectum, 60, 7–14.*

11.Surrell, J. A. (2020). *Anal Fissure, Lateral Sphincterotomy, and Anal Fistula. In Pfenninger and Fowler's Procedures for Primary Care, (4ta ed., pp. 585–592). Elsevier, Inc.*

12.Wald, A., Bharucha, A. E., Cosman, B. C., & Whitehead, W. E. (2014). *ACG Clinical Guideline : Management of Benign Anorectal Disorders, (September 2013), 1141–1157. https://doi.org/10.1038/ajg.2014.190*

13.Zaghiyan KN, F. P. (2011a). *Anal fissure. CLinics in Colon and Rectal Surgery, 22–30.*

14.Zaghiyan KN, F. P. (2011b). *Anal fissure. Clinics in Colon an Rectal Surgery, 22–30.*

CAPÍTULO 5 (d.)

Milton Daniel Tite Naranjo
Hemorroides

Introducción

Las hemorroides se derivan del griego (aima: sangre y rein: fluir) significa flujo de sangre; representan la patología proctóloga más común presentada al final del tubo digestivo muy frecuente tanto en hombres como mujeres.

Se las define como dilataciones varicosas de las venas de los plexos hemorroidales o inflamaciones de las venas del recto y el ano. Son conocidas con el nombre de almorranas. Las inflamaciones de las hemorroides son consecuencia del esfuerzo al evacuar el intestino y factores como el embarazo, estreñimiento crónico, diarrea o el envejecimiento, ocasionando dolor alrededor del ano y sangre roja brillante en las heces. La mayoría de pacientes ocultan su condición médica provocando complicaciones que pueden necesitar de una cirugía llamada hemorroidectomía y otros tratamientos.

Existen dos tipos de hemorroides: internas y externas.
Hemorroides internas, cubiertas por mucosa del recto que pueden salirse cuando son grandes (prolapso), presentando sangrado durante las deposiciones.

Hemorroides externas, cubiertas por piel que rodean el ano que pueden causar dificultad para limpiar la zona de deposición; pueden ser muy dolorosas (hemorroide externa trombosada).

Actualmente se presentan varias opciones efectivas para el tratamiento de las hemorroides, enfrentando con claridad el manejo de esta patología.

Definición

Las hemorroides son unas dilataciones de las venas que se encuentran en el tramo final del recto o en el ano. Estas venas se inflaman en ocasiones, y pueden doler y sangrar con la fricción, pues se hallan en el lugar de paso del natural mecanismo de la defecación.[6, 7]

Habitualmente se utiliza el término "hemorroides o enfermedad hemorroidal" para designar aquellas que se dilatan y producen molestias. La enfermedad hemorroidal es una causa frecuente de consulta médica, con una frecuencia variable (4-86% de las personas) en los diversos estudios, sin diferencias entre varones y mujeres. Hasta hace poco tiempo se ha asociado la enfermedad hemorroidal con el estreñimiento y sus factores predisponentes: edad, dieta pobre en fibra y esfuerzos en la evacuación.[11]

Las hemorroides son el prolapso de las estructuras vásculo elásticas que almohadillan el canal anal, estando constituidas por arteriolas y venas con 4 comunicaciones arteriovenosas, músculo liso y tejido conectivo. Se trata de tres estructuras que existen de forma fisiológica ya desde la época embrionaria, denominadas "cojincillos anales". Clásicamente se sitúan en tres áreas constantes: lateral izquierda, anterolateral y posterolateral derecha, es decir a la 3, 7 y 11 en posición horaria. [10, 4]

Etiología y Factores de Riesgo

En la patología hemorroidal suelen mencionarse tres factores: herencia, trastornos del tracto intestinal (constipación y diarrea) y el ciclo genital en la mujer: el premenstruo, embarazo, parto y puerperio.[1]

Además, las hemorroides suelen aparecer como causa de ocupaciones sedentarias, esfuerzos físicos, deporte, el estar de pie o sentado durante mucho tiempo seguido y hábitos alimenticios bajos en fibra. La obesidad implica otra causa, la cual ejerce aumento de la presión abdominal sobre el piso pélvico.

Las molestias comunes que se presentan provocan sensación de ardor en el recto, comezón, humedad anal, dolor, sangrado al evacuar y sensación de salida de alguna protuberancia por el recto.

El riesgo de sufrir hemorroides aumenta con la edad, debido a que los tejidos que sostienen las venas en el recto y el ano se debilitan y estiran, presentando complicaciones como: anemia, hemorroide estrangulada y coágulo sanguíneo.[12]

Clasificación

Se clasifican según su localización en externas, internas y mixtas

Tabla 1. Clasificación de las Hemorroides según localización

Externas	**Internas**	**Mixtas**
Por debajo de línea pectínea	Por encima de línea pectínea	Ambas líneas pectíneas
Plexo hemorroidal externo	Plexo hemorroidal interno	Ambos plexos hemorroidales
Rica en fibras sensitivas	Escasas fibras sensitivas	Combinación de fibras

Las hemorroides internas tienen importancia, como mecanismos de producción, los factores hereditarios (velocidad y grado de envejecimiento del tejido conectivo), la constipación, aumento de la presión abdominal factores, que exageran el desprendimiento y el prolapso hemorroidal.[14] Según la magnitud del prolapso se clasifican en:

Imagen 1. Clasificación de las hemorroides internas

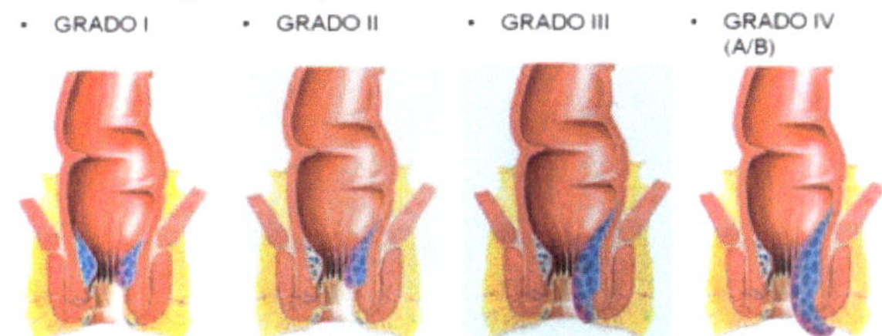

Fuente: (Gómez, 2019)

Tabla 2. Clasificación de las hemorroides internas

Grado I	• Sangrado por el ano • No existe prolapso
Grado II	• Sangrado por el ano • Prolapso de forma espontánea
Grado III	• Sangrado por el ano • Prolapso con reducción manual efectiva • Puede presentar: secreción, humedad, prurito, escape involuntario de heces
Grado IV	• Sangrado por el ano • Prolapso espontáneo incluso con el deambular y sin hacer esfuerzo • Puede presentar: secreción, humedad, prurito, escape involuntario de heces

Incidencia

Su mayor incidencia se da entre los 45 y 65 años y tienen una elevada prevalencia que se encuentra entre un 30 a un 50% de la población adulta. Entre un 5% a un 10% de quienes las sufren requerirán algún tipo de intervención.[3]

La incidencia de complicaciones en técnicas de cirugía menor se sitúa en 1,5-3%, siendo las más frecuentes el dolor, hemorragia e infección local.13 La incidencia de anemia crónica atribuida a las hemorroides es de 0.5/100000 personas/año19; la anemia se recupera rápidamente luego de la hemorroidectomía.[1]

Síntomas

Los síntomas más frecuentes que producen las hemorroides son:
- Rectorragia, sangrado por el ano, a menudo mancha el papel de baño en cantidad moderada y en ocasiones causa anemia crónica.
- Prolapso, aparece al evacuar con posible agravamiento permanente.
- Prurito, sensación de ardor en el recto, humedad anal constante y dolor.
- Trombosis hemorroidal externa, con coágulos intravasculares a nivel del plexo hemorroidal externo.
- Prolapso hemorroidal tromboso, se edematizan y quedan prolapsadas siendo muy dolorosas.

Diagnóstico

El diagnóstico se realiza mediante un examen clínico del recto y ano, descartando en el paciente la posibilidad de cáncer con un examen radiográfico con enema opaco. La mayoría de las hemorroides dolorosas, trombosadas, ulceradas o no, se observan en la inspección del ano y el recto. La anoscopía es esencial para evaluar hemorroides indoloras o sangrantes y la rectorragia debe atribuirse a hemorroides solo después de descartar enfermedades más graves (es decir, mediante sigmoidoscopia o colonoscopia), eliminando la presencia de otras patologías como enfermedades inflamatorias y tumores.[2]

No todas las hemorroides son iguales en síntomas. Cuanto más externas son las hemorroides más molestan y cuando más internas más sangran.

Tratamiento

Debe reunir los siguientes requisitos: ser de ejecución simple y eliminar todo el tejido enfermo, ocasionar mínimo dolor, dejar mínima cicatrización en el canal anal, debe tener una baja morbilidad postoperatoria y nula mortalidad, restablecer precozmente la defecación, tener rápido reintegro laboral, ser de bajo costo y preferentemente ambulatorio.[1]

Tratamiento no Quirúrgico

Los pacientes en su mayoría mejoran con medidas conservadoras higiénicas, evitando rascarse o frotar las hemorroides para no lastimarlas y causar posibles infecciones.

- Corregir el estreñimiento añadiendo una ingesta adecuada de fibra a la dieta (frutas, verduras, cereales y líquidos abundantes)
- Evitar el consumo de comidas muy sazonadas, picantes y grasas, además evitar el consumo de alcohol.
- Evitar el esfuerzo al defecar, reduciendo el tiempo en el inodoro y no hacer uso de papel higiénico para el aseo, el cual se debe realizar un lavado del ano con agua fría o tibia.
- Los baños de asiento de 15 minutos con agua tibia 2 o 3 veces al día, después de defecar, suelen ser muy útiles para aliviar la sensación de picor e inflamación local.

Tratamiento Quirúrgico

El tratamiento de las hemorroides se realiza cuando existen complicaciones y generalmente para hemorroides de III y IV grado, incluso las de II grado que no respondieron a tratamientos no quirúrgicos. La hemorroidectomía es una técnica quirúrgica para quitar las venas que se han hinchado o dilatado alrededor del ano.[8]

Existen varios procedimientos quirúrgicos para tratar las hemorroides:
- Técnica abierta, se realiza la extirpación de las hemorroides mediante bisturí electrónico, dejando la herida abierta para su cicatrización.
- Técnica cerrada, se retira el tejido hemorroidal y la mucosa del tejido afectado, cerrando la herida.
- Hemorroidectomía con láser y empleo de engrapadoras.

Complicaciones

Una de las complicaciones inmediata de la cirugía es la hemorragia o dolor, existiendo otros peligros potenciales, donde se presentan retención urinaria, impactación fecal y complicaciones a medio y largo plazo, tales como: estenosis, incontinencia y repliegues cutáneos.[5]

Las hemorroides en situaciones especiales se presentan en pacientes inmunodeprimidos, con riesgo de complicación muy elevado, pacientes con enfermedad inflamatoria intestinal y problemas hemorroidales durante el embarazo.

Conclusión

Las hemorroides son patologías del recto o el ano, que en su gran mayoría son tratadas mediante hábitos alimenticios basados en una dieta rica en fibra, cereales, abundantes líquidos y adecuadas medidas higiénicas. Además de las técnicas quirúrgicas para su intervención en pacientes con hemorroides en grado III y IV, que varía según el tipo de lesión que presenten para su tratamiento.

Un oportuno diagnóstico y posterior tratamiento médico evitarán en los pacientes con hemorroides complicaciones graves como formación de abscesos y posible cáncer rectal.

BIBLIOGRAFÍA

1.Amarillo, H. (2009). Hemorroides y sus complicaciones. Cirugía digestiva. Argentina

2.Ansari, P. (2018). Hemorroides. Manual MSD. Trastornos gastrointestinales. New York. Recuperado de: https://www.msdmanuals.com/es-ec/professional/ trastornos-gastrointestinales/trastornos-anorrectales/hemorroides

3.Capitán, L. (2014). Hemorroides más frecuentes de lo pensado. Madrid. Recuperado de: https://www.infosalus.com/

4.Cendonor. (2015). Hemorroides. Especialistas en Gastroenterología. Recuperado de: http://cendonor.blogspot.com/p/hemorroides.html

5.Elsevier. (2008). Gastroenterología y Hepatología. Guía de práctica clínica sobre las hemorroides y la fisura anal. Recuperado de: https://www.elsevier.es/es-revista-gastroenterologia-hepatologia-14-articulo-guia-practica-clinica-sobre-el-S0210570508758151

6.Galenia Hospital. (2019). Qué es la coloproctología. Cancún. Recuperado de: https://hospitalgalenia.com/que-es-la-coloproctologia/

7.Giménez, S. (2012). Hemorroides un problema muy común. Artículo Medicina 21, pp 6. Recuperado de: https://www.medicina21.com/articulos/ver/725? page=4&per-page=6

8.Gómez, E. (2019). Hemorroides. Grados. "Blog post". Recuperado de: https// www.comocurarhemorroides.org/grados/

9.Hervás, A, Forcén, T. (2002). Hemorroides. Guías Clínicas. Navarra, España.

10.Infosalus. (2014). Hemorroides: más frecuente de lo pensado. Madrid. Recuperado de: https://www.infosalus.com/asistencia/noticia-hemorroides-mas-frecuentes-pensado-20140914092933.html

11.Lovato, L, Becerra, J. (2001). Patología Hemorroidal. Manual de Emergencias – Hemorroides. Málaga.

12.MedlinePlus. (2019). Hemorroides. Biblioteca Nacional de los EE.UU. Recuperado de: https://medlineplus.gov/spanish/hemorrhoids.html

13.Moreira, F, López, A. (2006). Información al paciente. Revista Española de Enfermedades Digestivas. Madrid, España.

14.Murúa, A. (2000). Hemorroides, conceptos actuales. Artículo de actualización. Recuperado de: http://mingaonline.uach.cl/pdf/cuadcir/v14n1/art10.pdf

CAPÍTULO 5 (e.)

César Augusto Cadena Carrasco
Incontinencia Anal

Incontinencia Anal

Se define como incontinencia anal (IA) a la incapacidad de diferir voluntariamente la evacuación del contenido rectal, heces, líquidos o gases.

Afecta con mayor frecuencia a mujeres y ancianos. La IA por heces sólidas ocurre en 2%, y por heces líquidas en 7%, cifra que se eleva a 45% o más, entre las personas recluidas en casas de reposo, la edad es un factor a considerar al momento de evaluar la prevalencia de esta patología llegando desde un 2.6% en personas entre 20 a 29 años hasta un 15% en personas mayores de 70 años.

En la mujer la principal causa de IA es el daño esfinteriano de causa obstétrica, el cual suele manifestarse entre la 5° a 7° década de la vida. La razón del retardo en la manifestación clínica de esta injuria es aún desconocida, planteándose un probable rol del envejecimiento fisiológico y trastornos hormonales asociados a la menopausia.

Las alteraciones de la continencia anal se pueden clasificar en las que poseen un mecanismo esfinteriano normal y las que tienen un mecanismo esfinteriano alterado. En el primer caso, puede deberse a alteración de la consistencia de las heces (síndrome del intestino corto, colon irritable,enfermedad inflamatoria intestinal, abuso de laxantes), alteraciones de la distensibilidad rectal (tumores extrínsecos, retinitis actinica, enfermedades del colágeno), alteraciones de la sensación rectal (demencia, accidente cerebrovascular, esclerosis múltiple, neuropatia autonomica, psicofármacos).

La alteración del mecanismo esfinteriano puede deberse a un defecto muscular ligado a trauma (obstetrico, posquirúrgico, accidental), de causa congenita, infecciosa (fournier), neoplásica.

En vista que la IA coexiste, en muchos pacientes, con manifestaciones urológicas y ginecológicas, esta patología debe ser abordada en forma multidisciplinaria.

Diagnóstico

Para el diagnóstico es necesario realizar un examen físico que evalué la presencia de cicatrices, el reflejo ano cutáneo, evaluación del cierre del conducto anorectal ante el esfuerzo, reposo y pujo. El tacto rectal permitirá evaluar el tono esfintérico, elasticidad rectal y el tabique rectovaginal.

Debe interrogarse en relación a patologías médicas asociadas como: diabetes mellitus, síntomas neurológicos, fármacos, cirugía o radioterapia previa, así como evaluar la protrusión de masa durante el pujo, que puede sugerir hemorroides avanzados, o prolapso rectal mucoso, o total.

En la historia obstétrica la información del número de partos vaginales, parto prolongado, uso de fórceps y desgarro perineal es de vital importancia.

Es necesario clasificar el tipo de IA; determinando si esta es pasiva, asociada a urge-incontinencia, diarrea o historia de impactación fecal. Es necesario definir la presencia de incontinencia ya sea a heces sólidas, líquidas o gases como también el grado de sensación rectal.

Dado que los episodios de pérdida de materia fecal no proporcionan una medida exacta de la gravedad de la IA, la más usada es la de Jorge-Wexner. Esta escala investiga mediante un cuestionario si el paciente ha presentado pérdida no controlada de gas, deposiciones líquidas y sólidas y si la presencia de ellos ha requerido del uso de contenciones físicas tales como apósitos o pañales. Además, indaga en el impacto que presenta en la calidad de vida y en la vida sexual. El puntaje mínimo es 0 que significa "continencia perfecta", teniendo un máximo de 20 puntos que se traduce en "totalmente incontinente". La graduación determina tres categorías que permiten objetivar el grado de IF y definir si requieren manejo rehabilitador o invasivo (quirúrgico) y comparar los resultados de la intervención elegida.

• IA leve: aquéllos que tienen de 0 a 8 puntos.
• IA moderada: de 9 a 16 puntos.
• IA grave: puntaje mayor a 17 puntos.

TIPO	Nunca	Rara	Algunas veces	Generalmente	Siempre
Sólidos	0	1	2	3	4
Líquidos	0	1	2	3	4
Gas	0	1	2	3	4
Uso de apósitos	0	1	2	3	4
Alteración del estilo de vida	0	1	2	3	4

Ilustración 1 Escala de Jorge-Wexner

Como exámenes complementarios son de utilidad:

• **Manometría:** evalúa grado de déficit, reflejo rectoanal, sensibilidad a la distensión, compliance rectal.

• **Videoefecografía:** permite valorar la capacidad de mantener la materia fecal, cierre voluntario, ángulo ano-rectal, movilidad del elevador, descenso perineal, morfología del recto.

• **Electromiografía:** estudia la inervación motora del esfínter externo y de los pudendos.

• **Ecografia endorrectal:** es el mejor método para evaluar lesión esfinteriana.

Tratamiento

Lo primero que debe intentarse es el tratamiento médico. La mayoria de los pacientes se benefician con una dieta con fibras y escaso líquido (para aumentar la consistencia de la materia fecal), uso de antidiarreicos (loperamida) y enemas para manter el recto vacío.

La Loperamida mejora la presión del esfínter anal interno, su uso treinta minutos antes de las comidas, en dosis de 2 a 4 mg, (hasta 16 mg/día) reduce la incontinencia.

Se debe implementar el tratamiento específico de las patologías que provocan la incontinencia.

El biofeedback está sugerido en pacientes sin respuesta al tratamiento médico y sin indicación quirúrgica. Sirve como prueba antes de la cirugía y post-operatorio. Consiste en una serie de balones que se introducen en el recto y en el conducto anal, que se conectan a un equipo de manometría con el objetivo de mejorar la fuerza y contractilidad. Es útil en aquellos pacientes que presentan cierta indemnidad del músculo.

Se indica tratamiento quirúrgico reservarse para pacientes con IF refractaria, tanto al tratamiento médico como al biofeedback y que, además, tengan un alto score de incontinencia y alteración de su calidad de vida.

Esfinteroplastía: La reparación directa es apropiada en pacientes con defectos aislados que afectan un tercio o menos de la circunferencia del esfínter anal externo en la endosonografía. La operación de elección para los defectos esfinterianos definidos es la reparación con traslape de los músculos esfinterianos. El éxito reportado con esta técnica es de 70 a 90% a corto plazo.

Neoesfínteres: La implantación de un esfínter artificial constituye la mejor aproximación para lograr una solución funcional y dinámica cuando han fracasado las reparaciones quirúrgicas, o éstas no son posibles. Su limitación está relacionada con el riesgo de infección y erosión por el dispositivo.

1.M. Teresa Vergara A., Juan Suárez M., Hernán Orellana G. (2011), Incontinencia Fecal Del Adulto, Rev. Chilena De Cirugía. Vol 63 - N° 3, Pág. 320-326.

2.Antonio José García López (2002), Incontinencia Anal, Revista Iatreia   Vol 15 No.3 , Pp190-199.

3.Dr. Claudio Wainstein G. ; Dr. Rodrigo Quera P. ; Dra. María Isabel Quijada G. (2).(2013) Incontinencia Fecal En El Adulto: Un Desafío Permanente, Revista Medica Clinica Condes Vol 24, Pp 249-261.

4.Jorge Flández R., Hugo Monrroy B. (2016), Escalas De Evaluación En Incontinencia Fecal, Rev. Gastroenterol. Latinoam ; Vol 27, N° 4, Pp 226-230.

CAPÍTULO 6 (a.)

Rebeca Estefanía Montenegro Velalcázar
Curación de Heridas

Curación de Heridas

Se han desarrollado sistemas completos de curación de heridas con el objetivo de atender la necesidad de cada tipo de herida en cada etapa del proceso de cicatrización (Verde y col. 2004), por lo que actualmente existen una gama de materiales y apósitos disponibles, cuya función es: proteger la herida de contaminación y del trauma, proporcionar compresión si se anticipa el sangrado o la inflamación, permitir la aplicación de medicamentos, absorber el exudado y favorecer el debridamiento del tejido necrótico.

La curación se puede definir como aquella técnica que favorece el tejido de cicatrización en cualquier herida hasta conseguir su remisión, la curación tiene como objetivo, el cierre completo de la herida o la preparación de ésta para cirugía.

Las heridas son consecuencia de una agresión, dando como resultado una solución de continuidad en los tejidos. Según la profundidad se clasifica en:

Superficial: (la restitución es ad integrum), solo afecta la epidermis.

De espesor parcial: afecta la epidermis y la dermis superficial, al involucrar la membrana basal, deja cicatriz.

De espesor completo: esta involucra epidermis, dermis profunda y/o hipodermis, puede comprometes tejidos más profundos como músculo, tendón, cápsula articular y hueso. Repara siempre con cicatriz.

Proceso de Cicatrización

La reparación de una herida consiste en un proceso de integración interactiva y dinámica en el cual participan medidadores solubles extracelulares, células sanguíneas, célualas de la matriz tisular, y del parénquima. El proceso de cicatrización se divide en tres faces: inflamatoria, proliferativa y de remodelación tisular.

Fase inflamatoria: durante esta fase ocurre un proceso de coagulación que detiene la pérdida de sangre, además se liberan varios factores para atraer a celulas fagocitarias; residuos, bacterias, tejido dañado y liberan factores que inician la fase proliferativa de cicatrización de la herida. Dura de 0 a 4 días.

Fase proliferativa: Tiene una duración de 5 a 40 días. Consta de reparación de tejido conectivo (fibroplastia), angiogénesis, epitelización, contracción y al final de esta fase, recuperación del 60% de la fuerza tensil.

Remodelación tisular: es la última etapa, inicia al mismo tiempo que la fibroplastia y continúa por meses. La principal célula es el fibroblasto que produce fibronectina, ácido hialurónico, proteoglicanos y colágeno durante la fase de reparación, que sirve como base para la migración celular y soporte tisular.

Al final del proceso de cicatrización la cicatriz adquiere una resistencia máxima del 70% comparada con el tejido sano. Disminuye la actividad celular, el tejido conjuntivo cicatrizal se torna rico en colágeno, pobre en células y vasos, sin folículos pilosos y sin glándulas sudoríparas ni sebáseas.

Heridas Agudas

Las heridas agudas, quirúrgicas, traumáticas, cicatrizan por primera intención, mediante la superposición de planos, en un período comprendido entre los 7 y los 14 días. Algunas heridas agudas pueden cronificarse, es el caso de complicaciones como la dehiscencia de suturas, heridas que fistulizan o bien heridas con evolución tórpida.

Heridas Crónicas

Tanto las úlceras por presión como las heridas crónicas requieren para su cicatrización de períodos muy prolongados de tiempo, ya que cicatriza por segunda intención, en un complejo proceso que elimina y reemplaza el tejido dañado. Se considera que una herida se cronifica cuando no ha culminado el proceso de cierre en un periodo de 6 semanas. Las heridas crónicas están siempre colonizadas o contaminadas por gérmenes, por lo que un adecuado manejo de la carga bacteriana influirá en una mejor evolución de la cicatrización y evitará la infección local.

El manejo de las heridas complejas ha sido abandonado por los médicos, su cuidado ha quedado en manos de enfermería.

Manejo de Heridas Crónicas

Para un correcto manejo de estas heridas es imprescindible primeramente identificarlas y clasificarlas según su etiología. Tabla 1.

Tabla 1. Clasificación etiológica de heridas crónicas y úlceras

Exógenas	Mecánicas	
	Químicas	
	Físicas	
	Iatrogénicas	
Endógenas	Vasculares	Venosas
		Arteriales Macrocirculación Microcirculación
		Mixtas
		Linfáticas
Neuropáticas		
Sistémicas		
Infecciosas		
Neoplásicas		

Elaborado: autora de capítulo

Técnicas avanzadas en cuidado de heridas:

Ultrasonido

- Factores de crecimiento
- Apósitos biológicos
- Terapia con larvas
- Terapia de presión negativas

Tipos de curaciones:

- Curación convencional
- Curación avanzada

El principio básico del cuidado de heridas es mantener el medio húmedo en forma continua. El manejo adecuado se basa en:

1. Desbridamiento (principal objetivo es retirar tejido necrótico)
2. Manejo de carga bacteriana
3. Protección de la piel vecina
4. Manejo del dolor

Los tipos de curas por segunda intención pueden ser secas o húmedas.

La cura seca, se usa poco ya que retrasa la cicatrización. Consiste en mantener la herida limpia y seca para prevenir infecciones, siendo la responsable de:

Disminuir la temperatura en el lecho ulceral, provocando que las células sanas se sequen y mueran.

Eliminar la humedad, originando que las células epidérmicas emigren hacia el interior, retrasando el proceso de cicatrización.

Originar una costra, que se fija en planos inferiores mediante fibras de colágeno, impidiendo la aparición del nuevo tejido.

La cura húmeda mantiene un ambiente húmedo y caliente, ideal para cicatrizar. La herida ha de estar húmeda, y la piel perilesional, seca. Algunas de las propiedades de la cura en ambiente húmedo son:

- Aumento del aporte de oxígeno y nutrientes a través de la angiogénesis.
- Acidificación del pH de la zona, creando un ambiente bacteriostático que disminuye el riesgo de infección.
- Facilidad para la migración celular.
- Control del exudado sin perjudicar la piel periulceral.
- Protección de las heridas de la contaminación.
- Reducción de los tiempos de cicatrización.
- Reducen el dolor. Renovaciones fáciles y espaciadas.

Las evidencias científicas disponibles demuestran mayor efectividad clínica y mejor resultado coste/beneficio (espaciamiento de las curas, menor manipulación de las lesiones) de la técnica de la cura de heridas en ambiente húmedo frente a la cura tradicional.

Mantenimiento de la temperatura. La actividad celular se desarrolla a 37º, en la temperatura inferior los procesos se ralentizan. Al limpiar una úlcera su temperatura disminuye a 22 ºC - 24 ºC, por ello los apósitos deben permitir espaciar las curas lo máximo posible.

Limpieza de Herida

Uso de suero fisiológico, aplicar con mínima fuerza mecánica, de manera que se pueda eliminar restos de productos anteriores, sin dañar las células formadas nuevamente. Los antisépticos no deberán ser utilizados de forma sistemática en el tratamiento de heridas crónicas. La irrigación por arrastre o presión de las heridas con solución salina al 0,9% estéril es la más utilizada. El sodio es un catión dominante de los líquidos extracelulares, es el determinante más importante de la presión osmótica efectiva de los líquidos intersticiales.

Control de Exudado

Se define al exudado como el flujo restante de la secreción corporal, tanto intracelular como extracelular. En las heridas agudas puede tener cierto efecto protector, pero en heridas crónicas puede entorpecer el proceso normal de cicatrización, retrasando o bloqueando la proliferación de fibroblastos, células endoteliales y queratinocitos.

Desbridamiento

El tejido necrótico es secundario a la destrucción de tejido que se origina tras una isquemia importante, la presencia de este tipo de tejido necrótico o desvitalizado en una herida se considera negativa para la cicatrización.

El desbridamiento se refiere a la limpieza de la lesión, dejando esta libre de tejido desvitalizado y otras sustancias, con lo que disminuye la carga bacteriana y el riesgo de infección, además facilita la correcta valoración del lecho ulceral. Existen varios tipos de desbridamiento como:

Desbridamiento quirúrgico: método más rápido y eficaz, pero también más cruento y doloroso. Método contraindicado en úlceras vasculares o úlceras en talones.

Desbridamiento enzimático: utiliza enzimas proteolíticas (colagenasas, uroquinasas, etc), se emplea en lechos esfacelados, costras necróticas.

Desbridamiento autolítico: se utilizan productos para cura en ambiente húmedo, permitiendo que se produzca una autodegradación del tejido desvitalizado por acción conjunta del propio exudado y enzimas proteolíticas propias.

Desbridamiento mecánico: Técnica en desuso.

Desbridamiento biológico: se basa en utilizar larvas de mosca corónica verde (Lucilia sericata), indicado en lesiones de difícil acceso por otras técnicas.

Prevención y abordaje de la infección

Todas las infecciones crónicas suelen contener bacterias en su superficie, lo que no quiere decir que estén infectadas. Ante la presencia de alguno de los signos de inflamación (eritema, edema, tumor, calor), dolor, olor y exudado purulento, se debe intensificar la limpieza y el desbridamiento de la herida. La presencia de bacterias afectará de manera adversa a la angiogénesis, a la formación de tejido de granulación y a la epitelización.

Se utilizan apósitos con plata, con gran poder de reducción de carga bacteriana, siendo fáciles de manipular, no tienen efectos secundarios y son bien tolerados. Para heridas infectadas y con muy mal olor, existen apósitos de carbón activado y plata.

Manual de materiales para las curaciones

Existen reglas básicas que se debe tener en cuenta a la hora de elegir los productos:

- Combinar apósitos y productos correctamente.
- Adaptar el tratamiento a las distintas fases por las que pasa la herida cambiando de producto cuando sea necesario.

- No cambiar rápidamente de producto si la herida no responde al tratamiento a lo hace lentamente. Es preciso dar mínimo una semana antes de cambiar de apósito.

El apósito de elección en la cura húmeda tiene que cumplir con los requisitos (tablas 2, anexos 1):
- Proteger a la herida de agresiones externas físicas, químicas y bacterianas.
- Aportar la humedad necesaria para facilitar la migración celular, acelerando así el proceso de curación.
- Controlar el exudado, manteniendo la cantidad adecuada de humedad en la úlcera.
- Ser de fácil manejo y cómodos para el paciente.
- Mantener la temperatura constante en el lecho de la herida.
- No lesionar el lecho de la herida con su retirada, ni dejar restos.

Tabla 2. Tipo de Apósitos

Hidrocoloides	Películas no adherentes
Interactivos	Espumas
Alginatos	Apósitos de control de exudado
Hidrogeles	Apósitos de control de metaloproteinasas
Apósitos de colágeno	Hidrofibras
Hidropolímeros	

Elaborado: autora del capítulo

Criterios de elección de apósito
Es de gran importancia centrarse en la elección del apósito adecuado según las siguientes características:
- Localización de la lesión
- Severidad de la herida
- Signos de infección, presencia y cantidad de exudado
- Presencia de tejido de granulación
- Presencia de esfacelos y/o tejido necrótico
- Manejo del dolor en el cambio de apósito

Control del Dolor

Es de fundamental importancia que los pacientes reciban apoyo mediante una combinación de técnicas que ayuden a superar el dolor durante el cambio de apósitos.

Farmacológicos

AINES, reducen considerablemente el dolor, pero pueden contribuir a una serie de complicaciones consecuentes a coagulopatía defectuosa como hemorragias prolongadas, úlceras gástricas, disfunciones renales.

Opiáceos (como la codeína), administrado hasta una hora antes de la curación, puede aliviar el dolor.

No farmacológicos

Reducción de ansiedad: invertir tiempo con el paciente, informar sobre el procedimiento, explicar las medidas a practicarse, ayudará al paciente a experimentar menor sensación de miedo y ansiedad.

Anexos

Anexo 1. Tipos de apósitos utilizados en el manejo de heridas crónicas

CREMA BARRERA	
Descripción	Protectores cutáneos no irritantes indicados como barrera primaria contra la irritación provocada por fluidos corporales. Los componen sustancias emolientes como vitamina A&D, aceite mineral, vaselina y lanolina. También vitaminas naturales como el aceite de bacalao, tricontanil PVP, dimeticona y óxido de zinc al 12% proplienglicol, alcohol cetílico, estrato de glicerol.
Mecanismo de acción	Protegen la piel del entorno exterior (de la fricción, drenajes, etc.) gracias a las propiedades de las diferentes sustancias que las componen, estimulando la mitosis celular, reteniendo los lípidos y la humedad de la piel, para garantizar un ambiente optimo para la cicatrización.
Indicaciones	Protección de la piel sin producir irritación. Prevención de la piel irritada por incontinencia, maceración y rotura de la piel. Protección de la piel de la zona de alrededor de la herida, en casos de abrasión y/o laceración, en el área de alrededor del estoma.

GASAS VASELINADAS

Descripción	Puede presentarse asociado a antibióticos, benzalconio o povidona yodada
Mecanismo de acción	Compuestos de una malla que favorece el drenaje capilar, y evitar la adherencia a las heridas
Indicaciones	En heridas cuya cicatrización sea por primera intención

HIDROCOLOIDES

Descripción	Principal componente: carboxilmetilcelulosa sódica. Puede asociarse a otras sustancias como gelatina, espumas, poliuretanos, alginatos
Mecanismo de acción	Interaccionan con el exudado de la herida formando un gel, que proporciona hidratación a la herida. Generalmente la lámina superior es permeable al intercambio gaseoso e impermeable a líquidos y bacterias. Pueden ser oclusivos o semioclusivos en función de su permeabilidad.
Indicaciones	Según las formas de presentación: Láminas: Úlceras con exudado de leve a moderado, como desbridante y para favorecer el tejido de granulación. Hidrofibra: En cinta o placa. Úlceras con exudado moderado a elevado. Gránulos y pastas: Para relleno de cavidades, asociado al apósito laminar. Si se utiliza pasta no rellenar más del 50%de la cavidad.

ALGINATOS

Descripción	Extractos de algas pardas, polisacáridos naturales formados por la asociación de ácidos glucósidos. Pueden diferir en su composición, en unos apósitos la base es 100% alginato cálcico y en otros es una mezcla de alginato cálcico y sódico.
Mecanismo de acción	Absorben el exudado y reacciona con él formando un gel hidrófilo que favorece el intercambio de los iones sodio del exudado para formar un gel coloidal que crea un ambiente húmedo y caliente en el lecho de la herida. Son productos no antigénicos, hemostáticos y bioabsorbibles.
Indicaciones	Heridas, úlceras por presión y ulceras vasculares muy exudativas e incluso infectadas o cavitadas. Úlceras con tendencia a sangrar.

APÓSITO DE PLATA

Descripción	Apósitos antibacterianos de plata iónica o plata nanocristalina sobre una base de malla que puede ser de espuma hidropolimérica absorbente, hidrocoloide, hidrofibra, alginatos, carbón activo, etc.
Mecanismo de acción	El mecanismo de acción y el lugar donde ejercen su acción bactericida depende del tipo de apósito en el que se encuentre contenida la plata. Hay apósitos que absorben el exudado y activan la plata en su interior, otros que liberan la plata sobre el lecho de la herida y otros que ionizan la plata en contacto con la humedad y después la liberan. Actúan de barrera antimicrobiana ante gran cantidad de patógenos tanto Gram positivos como negativos, hongos, etc.
Indicaciones	Tratamiento local de heridas y úlceras infectadas ó colonizadas, tanto agudas como crónicas.

CARBÓN ACTIVADO

Descripción	Pueden ir asociados a otros productos como plata, hidrocoloides o alginatos.
Mecanismo de acción	Apósitos que absorben y neutralizan el mal olor de la herida. Asociados con la plata combinan su acción contra el olor y el manejo de la carga bacteriana.
Indicaciones	Úlceras que desprenden mal olor.

SILICONAS

Descripción	Apósitos compuestos principalmente por silicona. Pueden ir asociados a espumas absorbentes.
Mecanismo de acción	El exudado pasa a través de los poros de la silicona al interior del cuerpo de absorción, manteniendo el exudado separado del lecho de la herida. Esta humedad favorece el desbridamiento y es óptima para el proceso de cicatrización. No se adhiere o traumatiza la superficie de la lesión, debido a la naturaleza hidrofóbica de la capa de silicona.
Indicaciones	Quemaduras. Heridas dolorosas. Heridas en fase de granulación. Fijación de injertos. Radiodermitis. Flictenas. Incisiones quirúrgicas. Úlceras vasculares. Úlceras por presión. Úlceras diabéticas. Úlceras en miembros inferiores. Como protección para pieles frágiles o deterioradas. Viejas y nuevas cicatrices hipertróficas y queloides. Heridas cerradas donde previene la aparición de cicatrices hipertróficas y queloides.

COLÁGENO

Descripción	Es una proteína fibrosa que forma tejido conjuntivo, formada por moléculas de aminoácidos, destacan la glicina, prolina e hidroxiprolina. Pueden ser de origen equino y /ó bovino. Se puede presentar asociado a antibióticos. También se presenta una matriz de colágeno y celulosa oxidada regenerada que modula la presencia de proteasas.
Mecanismo de acción	Tiene propiedades hemostáticas y estimula el proceso de granulación. Favorece la migración celular, atrae fibroblastos y activa macrófagos. Acelera el proceso de cicatrización y epitelización de la herida. Si se asocia a antibiótico produce efecto barrera ante la infección/ colonización. En los apósitos con matriz de colágeno, en contacto con el exudado esta matriz lo absorbe formando un gel, que inhibe la acción de las metaloproteasas protegiendo los factores de crecimiento naturales.
Indicaciones	Cualquier tipo de lesiones que cicatricen por segunda intención y en aquellas heridas en las que se produce un estancamiento en la fase de granulación.

1.*Consenso sobre Cicatrización de Heridas. (2008). Sociedad Argentina de Dermatología.*

2.*Flores, I. (2006). Manejo avanzado de heridas. Revista mexicana de Enfermería Cardiológica. Vol. 14, Núm. 1. pp 24-28.*

3.*Guía para la Prevención y Manejo de las UPP y Heridas Crónicas. (2015). Ministerio de Sanidad, Servicios Sociales e igualdad. España.*

4.*Jimenez, C. (2008). Curación avanzada de heridas. Rev Colomb Cir. 23(3): 146-155.*

5.*Manual Clínico para la Estandarización del Cuidado y Tratamiento a pacientes con heridas agudas y crónicas. (2015). Secretaría de Salud de los Estados Unidos Mexicanos.*

6.*Verdes, J. Sangiovani, R. Castro, M. Santana, S. (2004). Evaluación de una pauta de tratamiento de heridas complejas. Salud Militar. 26(1): 21-34.*

CAPÍTULO 6 (b.)

Xavier Armijos León
Nutrición en Cirugía

Nutrición en el Paciente Quirúrgico

Introducción

El objetivo es evitar o detener los efectos catabólicos de la enfermedad o de la lesión. En 1905, Sneve describió la respuesta catabólica como un agotamiento metabólico y emaciación de los pacientes. (H, 1905)

La respuesta fisiológica y metabólica se caracteriza por presentar dos fases, la fase temprana menguante se produce en las primeras horas posteriores a la lesión, suele durar dos o tres días y se distingue por el consumo de oxígeno, una tolerancia a glucosa, un gasto cardiaco y un metabolismo basal reducidos. La segunda etapa suele empezar varios días después de la lesión, dura de días a semanas y se caracteriza por catabolismo del musculo esquelético, un balance de nitrógeno ureico negativo, una hiperglucemia y un aumento del gasto cardiaco y la frecuencia respiratoria. (DP, 1942)

Estimación de las necesidades de energía

La estimación de las necesidades de energía, a fin de establecer la gravedad de las deficiencias o excesos nutricionales y ayudar a predecir la necesidad de nutrimentos se lleva a cabo mediante una valoración nutricional total. Se obtiene información pertinente determinando la pérdida de peso, enfermedades crónicas o hábitos dietéticos que influyen en la cantidad y calidad del consumo de alimentos. Mediante el examen físico se busca estimar la pérdida de tejidos muscular y adiposo, disfunción orgánica y cambios sutiles en la piel, el cabello o en la función neuromuscular que indican una deficiencia nutricional franca o inminente. Se puede recurrir a los datos antropométricos (es decir, cambio de peso, grosor del pliegue cutáneo y del área del perímetro muscular del brazo) y determinaciones bioquímicas (p. ej., excreción de creatinina, albúmina, prealbúmina, cifra total de linfocitos y transferrina). (Vidal-Puig, 2001)

Un objetivo fundamental del apoyo nutricional es cumplir con las necesidades de energía que requieren los procesos metabólicos, la conservación de la temperatura central y la reparación de tejidos. La falta de administración de fuentes energéticas no proteínicas adecuadas conducirá a la disolución de los depósitos de tejidos magros.

Se podría estimar el gasto basal de energía (BEE) mediante las ecuaciones de

Harris- Benedict:
BEE (varones) = 66.5 + (13.75x peso kg) + (5.0 x talla cm) – (6.76 x edad años kcal/día)
BEE (mujeres) = 65.1 + (9.5 x peso kg) + (1.85 x talla cm) – (4.67 x edad años kcal/día)
Después es necesario multiplicar por un factor de estrés, 1, 1.5, y 2 para casos de infección leve, moderada y grave respectivamente. (JM., 2006)

Estas ecuaciones, ajustadas según el tipo de estrés quirúrgico, son adecuadas para estimar las necesidades energéticas en más de 80% de los pacientes hospitalizados, como primer objetivo. Está demostrado que el suministro de 30 kcal/kg/ día cubrirá adecuadamente las necesidades energéticas. El segundo objetivo del apoyo nutricional es satisfacer los sustratos requeridos para la síntesis de proteínas. Debe conservarse una relación apropiada de calorías no proteínicas con el nitrógeno de 150:1 (p. ej., 1 g N = 6.25 g de proteína), que es la cantidad basal de calorías que se proporciona para evitar el uso de proteínas como una fuente de energía. En la actualidad se cuenta con más pruebas que sugieren que el incremento del consumo de proteínas y una relación más baja de calorías: nitrógeno que va de 80:1 a 100:1 puede beneficiar la cicatrización en ciertos pacientes hipermetabólicos o graves. Cuando no existe una disfunción renal o hepática grave que impida utilizar los regímenes nutricionales estándar. (R, 2003)

Vitaminas y Minerales
En el mercado se encuentran múltiples preparaciones vitamínicas para uso intravenoso o intramuscular, aunque la mayor parte carece de vitamina K y algunos no incluyen vitamina B12 o ácido fólico. Los complementos de oligominerales se administran a veces por vía intravenosa por medio de presentaciones comerciales. Quizá se requieran también complementos de ácidos grasos esenciales, en especial en pacientes con agotamiento de los depósitos adiposos. (WB, 2007)

Vigilancia del Estado Nutricional
Es necesaria una vigilancia cuidadosa para asegurar una alimentación óptima y así evitar una nutrición deficiente o excesiva. La misma se realiza mediante: 1.- el balance de nitrógeno (la perdida persistente de nitrógeno y el

catabolismo proteínico conducen a una pérdida de fuerza muscular, una alteración de la composición corporal, un aumento de complicaciones infecciosas). 2.- proteínas séricas, la más usada la albumina, que tiene una semivida de 20 días siendo un buen marcador pronóstico de morbimortalidad en el paciente quirúrgico. (Gibbs J, 1999).

También se usan proteínas séricas con duración en la circulación más corta entre ellas están la transferrina (10 días), la pre albumina (3 días), y la proteína ligadora del retinol (12 a 24 horas) son indicadores más sensibles de cambios recientes. (SF, 1997)

Nutrición Entérica
La institución temprana 24 a 48 horas de la nutrición enteral tras una intervención minimiza el riesgo de nutrición insuficiente y puede eliminar la hiperrespuesta metabólica que se observa después de la intervención quirúrgica.

Metaanálisis recientes de pacientes graves demostraron una disminución de 44% en las complicaciones infecciosas de aquellos que recibieron apoyo nutricional entérico comparado con pacientes en los que se utilizó nutrición parenteral. (AD, 1999)

Los individuos sanos, sin desnutrición, que se someten a una operación poco complicada, pueden tolerar 10 días de ayuno parcial (es decir, sólo líquidos intravenosos para sostén) antes que ocurra un catabolismo proteínico importante. Es razonable indicar una intervención temprana en pacientes con un estado nutricional preoperatorio deficiente. La nutrición entérica debe iniciarse inmediatamente después de la reanimación adecuada, determinada con mayor facilidad por la diuresis apropiada. La presencia de ruidos intestinales y la eliminación de flatos o heces no son requisitos absolutos para iniciar nutrición entérica, pero la alimentación en pacientes con gastroparesia debe administrarse distal al píloro. En el caso de haber residuos gástricos de 200 ml o mayores en un periodo de 4 a 6 h o distensión abdominal se suprimirá la alimentación y ajustará el ritmo de infusión. (Brunicardi, 2011)

La nutrición enteral se la puede conseguir por varias vías, como el uso de sonda nasogástrica, nasoduodenal y nasoyeyunal, que se usan de forma preferente en pacientes que se espera precisen periodos cortos menores a 4 semanas. Otras opciones son la gastrostomía y la yeyunostomia en pacientes que se espera que precisen nutrición enteral por periodos mayores a 4 semanas. (SE, 1997)

Las contraindicaciones de nutrición enteral son: íleo prolongado y la gastroparesia, obstrucción intestinal, la seudoobstrucción aguda, enterocolitis isquémica y otras causas de malabsorción.

Fórmulas Entéricas
En general, los factores que determinan la elección de la fórmula entérica son el grado de disfunción orgánica (p. ej., renal, pulmonar, hepática o gastrointestinal), las necesidades de nutrimentos para restablecer la función y cicatrización óptimas y el costo de productos específicos, entre otros.

- Fórmulas isotónicas con poco residuo, casi todas proporcionan una densidad calórica de 1.0 kcal/ml y se requieren alrededor de 1 500 a 1 800 ml para satisfacer las necesidades diarias. Estas composiciones de osmolaridad baja proporcionan carbohidratos, proteínas, electrólitos, agua, grasa y vitaminas liposolubles (algunos no incluyen vitamina K) basales. Se considera que estas soluciones son las fórmulas estándar de primera línea para pacientes estables con tubo digestivo intacto.

- Fórmulas isotónicas con fibra, estas fórmulas contienen fibra soluble e insoluble, a menudo se elaboran a partir de soya. Las soluciones con fibra retrasan el tiempo de tránsito intestinal y disminuyen la incidencia de diarrea en comparación con las soluciones sin fibra.

- Fórmulas que mejoran la inmunidad, estas fórmulas están fortificadas con nutrimentos especiales para mejorar varios aspectos de la función inmunitaria o de los órganos sólidos. Entre los aditivos se encuentran glutamina, arginina, aminoácidos de cadena ramificada, ácidos grasos omega-3, nucleótidos y beta caroteno. (R E. , 2003) (E, 1998)

- Fórmulas con alto contenido calórico, la principal diferencia de estas fórmulas es un valor calórico mayor para el mismo volumen. Casi todos los productos comerciales de esta variedad proporcionan 1.5 a 2 kcal/ml y, por consiguiente, son adecuados para enfermos que requieren restricción de líquidos o en quienes no tolerarían infusiones de gran volumen.

• Fórmulas con alto contenido de proteínas, se dispone de fórmulas de alto contenido proteínico en mezclas isotónicas y no isotónicas, y se recomiendan para pacientes graves o traumatizados cuya necesidad de proteínas es elevada. Estas fórmulas abarcan relaciones entre calorías no proteínicas y nitrógeno entre 80:1 y 120:1.

• Fórmulas elementales, estas fórmulas contienen nutrimentos predigeridos y proporcionan proteínas en forma de péptidos pequeños. La principal ventaja de esta fórmula es la facilidad de absorción, pero la escasez inherente de grasas, vitaminas asociadas y oligoelementos limita su uso por tiempo prolongado como una fuente primaria de nutrimentos. Debido a su osmolaridad alta, suele ser necesario diluirlas o administrarlas con lentitud, en particular si los pacientes están graves. Estas fórmulas se recomiendan para pacientes con absorción deficiente, deterioro intestinal y pancreatitis, pero su costo es significativamente mayor que el de las fórmulas estándar.

• Fórmulas para insuficiencia renal, los principales beneficios de las fórmulas renales son el menor volumen de líquidos y las concentraciones de potasio, fósforo y magnesio necesarias para cumplir con las necesidades calóricas diarias. Esta formulación contiene casi de manera exclusiva aminoácidos esenciales y su relación de no proteínas-calorías: nitrógeno es alta, pero no tiene oligoelementos ni vitaminas.

• Fórmulas para insuficiencia pulmonar, en estas fórmulas suele incrementarse 50% el contenido de grasas de las calorías totales, con una reducción correspondiente del contenido de carbohidratos. El objetivo es reducir la producción de CO_2 y aliviar la carga ventilatoria en pulmones con insuficiencia.

• Fórmulas para insuficiencia hepática. en esta fórmula, casi 50% de las proteínas corresponde a aminoácidos de cadena ramificada (p. ej., leucina, isoleucina y valina). El objetivo de esta fórmula es reducir las concentraciones de aminoácidos aromáticos e incrementar las de aminoácidos de cadena ramificada, que tienen la posibilidad de revertir la encefalopatía en pacientes con insuficiencia hepática. (IF, 2003). En pacientes con hepatopatía terminal, no se deben restringir las proteínas porque tales pacientes tienen una desnutrición proteínica energética que los predispone a una mayor morbilidad y mortalidad. (Patton KM, 2002)

Las complicaciones de la alimentación nasogástrica, y entérica son: náuseas y los vómitos, la epistaxis, la sinusitis, la necrosis nasal, la mala posición de la sonda, diarrea asociada a la alimentación hiperosmolar, con el consecuente desequilibrio hidroelectrolítico si se continua con la misma se puede producir una neumatosis intestinal con necrosis y perforación.

La Nutrición Parenteral
Consiste en administrar en forma continua una solución hiperosmolar que contiene carbohidratos, proteínas, grasas y otros nutrimentos necesarios a través de un catéter permanente insertado en la vena cava superior. A fin de obtener el beneficio máximo, debe ser adecuada la relación entre calorías y proteínas (cuando menos 100 a 150 kcal/g de nitrógeno) y administrarse de manera simultánea tanto carbohidratos como proteínas. La nutrición parenteral se relaciona con índices más altos de riesgo de infección en comparación con la alimentación entérica. Mediante estudios clínicos se demostró que la alimentación parenteral con reposo total del intestino da por resultado un incremento en la respuesta de hormonas y mediadores inflamatorios, cuando hay estrés, ante un antígeno. Sin embargo, la alimentación parenteral se acompaña de menos complicaciones infecciosas en comparación con la falta absoluta de alimento. (FA, 1992)

Debe utilizarse con precaución en pacientes con insuficiencia cardiaca congestiva, enfermedad pulmonar, diabetes mellitus y otros trastornos metabólicos. (JM M. , 2007)

Con el fin de lograr estos objetivos se presenta a continuación la lista de las situaciones en que se utiliza nutrición parenteral: 1. Recién nacidos con anomalías gastrointestinales muy graves, como fístula traqueoesofágica, gastrosquisis, onfalocele o atresia intestinal masiva. 2. Lactantes con síndrome de talla baja debido a insuficiencia gastrointestinal relacionada con síndrome de intestino corto, malabsorción, deficiencia enzimática, íleo por meconio o diarrea idiopática. 3. Pacientes adultos con síndrome de intestino corto secundario a resección masiva de intestino delgado (<100 cm sin colon o válvula ileocecal, o <50 cm con válvula ileocecal y colon intactos). 4. Pacientes con fístulas enteroentéricas, enterocólicas, enterovesicales o enterocutáneas con eliminación alta (>500 ml/día). 5. Enfermos quirúrgicos con íleo paralítico prolongado secundario a operaciones mayores (>7 a 10 días), lesiones múltiples, traumatismo abdominal contuso o abierto, o enfermos con íleo reflejo como complicación de diversas enfermedades médicas. 6. Pacientes con intestino de longitud normal pero absorción deficiente secundaria, esprue, hipoproteinemia, insuficiencia enzimática o pancreática, enteritis regional o colitis ulcerosa. 7. Enfermos adultos con trastornos gastrointestinales funcionales, como discinesia esofágica después de un accidente cerebrovascular, diarrea idiopática, vómitos psicógenos o anorexia nerviosa. 8. Pacientes con colitis granulomatosa, colitis ulcerosa y enteritis tuberculosa en quienes están afectadas porciones importantes de la mucosa de absorción. 9. Enfermos con afectación maligna, con caquexia o sin ella, en quienes la desnutrición puede poner en peligro el éxito del uso de una opción terapéutica. 10. Fracaso de los intentos por proporcionar las calorías adecuadas mediante alimentación con sonda entérica o de residuo alto. 11. Pacientes graves, hipermetabólicos por más de cinco días o cuando no es factible la nutrición entérica. (Brunicardi, 2011)

Inicio de la Nutrición Parenteral
La solución básica contiene una concentración final de 15 a 25% de glucosa y 3 a 5% de aminoácidos cristalinos. Por lo regular, las soluciones se preparan en condiciones estériles en la farmacia, en campanas de flujo laminar reduce la incidencia de contaminación bacteriana de la solución. El suministro apropiado de electrólitos y aminoácidos depende de la vía de pérdida de los mismos, la función renal, el índice metabólico, la función cardiaca y el estado patológico subyacente. Deben añadirse preparados vitamínicos intravenosos a las fórmulas parenterales.

Además, debido a que la vitamina K no se incluye en ninguna solución vitamínica preparada comercialmente, debe administrarse cada semana. Durante la nutrición parenteral prolongada sin grasas, puede ser evidente una carencia de ácidos grasos esenciales, que se manifiesta por dermatitis escamosa, seca y pérdida de pelo. El síndrome se evita mediante la administración periódica de una emulsión de grasa a un índice equivalente a 10 a 15% de las calorías totales. Se requieren oligominerales esenciales, que se proporcionan mediante la adición directa de preparados comerciales. La manifestación más frecuente de carencia de oligominerales es el exantema eccematoide que se presenta tanto en forma difusa como en áreas intertriginosas de la piel en pacientes con deficiencia de cinc. Se pueden administrar complementos de insulina según se requieran para asegurar la tolerancia a la glucosa. En ocasiones se requieren líquidos y electrólitos intravenosos adicionales cuando las pérdidas de líquidos son persistentemente altas. Es necesario vigilar con todo cuidado al paciente, se miden los electrólitos todos los días hasta que estén estables y, después, cada dos o tres días. Cuando menos cada semana se determinan biometrías hemáticas, nitrógeno ureico sanguíneo, pruebas de función hepática y concentraciones de fosfato y magnesio. Durante los primeros días de la infusión se mide cada 6 h la concentración de glucosa en orina o sangre capilar y la concentración sérica cuando menos una vez al día; después se determinan a intervalos frecuentes. (Brunicardi, 2011)

Existen diferentes preparados intra-venosos emulsiones o mezclas. La NPT se compone tradicionalmente de un 60 % de glucosa, un 10 a 20 % de aminoácidos, ambos administrados diariamente y administrados como soluciones de 2 a 1, se incluyen lípidos de 10 a 30%. Los preparados parenterales pueden ordenarse en soluciones de con una amplia de variedad de concentraciones como glucosa al 10 a 70%, aminoácidos al 5.2 -20%, y emulsiones lipídicas al 10 a 30 %. (Courtney M. Townsend, 2013)

Complicaciones
Técnicas: relacionada con NPT prolongada es la septicemia secundaria al catéter. 77 otras complicaciones con la colocación del catéter como neumotórax, hidrotórax, lesión de la arteria subclavia, lesión del conducto torácico, arritmia cardiaca, embolia gaseosa.

Metabólicas: es posible que se presente hiperglucemia.

Atrofia intestinal: la falta de estimulación intestinal se acompaña de atrofia de la mucosa del intestino, menor altura de las vellosidades, crecimiento bacteriano excesivo, reducción del tamaño del tejido linfoide, baja producción de IgA y deterioro de la inmunidad intestinal. (Brunicardi, 2011)

Componentes de NPT

Componente	Grado de estrés			Proporciona	
	Leve.	Moderado.	Severo.		
Calorías HC.	25 Kcal/kg/ día.	30 Kcal/kg/ día.	35 Kcal/kg/ día.	3.4 kcal/g	60 %
Proteínas	1.5	2	2.5	9 kcal/g	40 %
Lípidos	500 ml cada 2 semanas o de acuerdo a patología.		4 kcal/g		

En los pacientes adultos con NP, deben administrarse al menos 30 a 40 ml/kg de líquido, 1-2 mEq de sodio y potasio, 10 a 15 mEq de calcio, 8-20 mEq de magnesio y 20 a 40 mmol de fosfato diarios.

Tomado y adaptado Sabinston Tratado de Cirugía. (Courney M.Townsend 2013)

Cuando hablamos de manejo nutricional perioperatorio, nos referimos a las intervenciones nutricionales que se llevan a cabo durante las semanas o días previos a una intervención quirúrgica; en las horas previas y/o durante la intervención; y en las horas siguientes a la cirugía. Se establecen así tres posibles periodos de intervención nutricional: preoperatorio, perioperatorio y postoperatorio, respectivamente. (C, 2017)

Figura1. Protocolo ERAS.

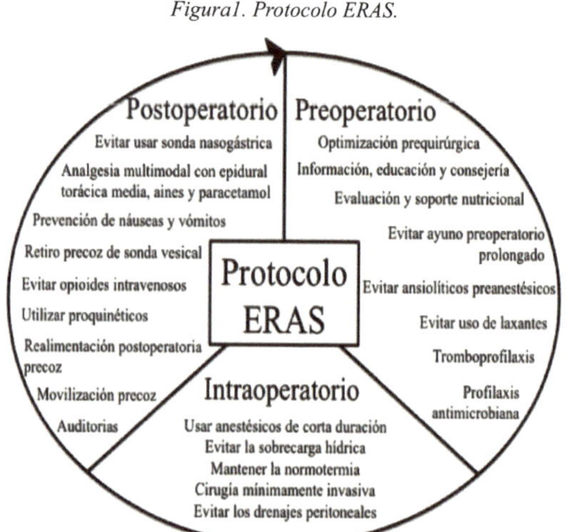

Adaptado de intervenciones multidisciplinarias pre, intra y postoperatorias en el Protocolo ERAS. ERAS: enhanced recovery after surgery.

1.AD, B. (1999). Intestinal permeability after early postoperative enteral nutrition in patients with upper gastrointestinal malignancy. Parenter Enteral Nutr 23, 75.

2.Angrisani L, S. (2014). Bariatric surgery and endoluminal precedures. IFSO worldwide survey, 2279-2289.

3.Brown WA, O. G. (2018). Single anastomosis duodenal ileal bypass with sleeve gastrectomy/ one anastomosis duodenal switch(SADI-S/OADS). Obes Surg, 1207-1216.

4.Brunicardi, F. (2011). Schwartz Principios de Cirugía. Mexico DF.: Mc Graw Hill.

5.Buchwald. (2014). The evolution of metabolic/Bariatric surgery. Obes Surg, 1126-1135.

6.Buchwald H, A. Y. (2004). Bariatric Surgery, . JAMA, e8632.

7.C, A. S. (2017). Nutrición perioperatoria en protocolos quirúrgicos para una mejor recuperación postoperatoria (Protocolo ERAS). Revista de Nutrición, facultad de Universidad de Chile., 1447-1453.

8.Cossu ML, M. G. (2007). Emergency surgical condition after biliopancreatic diversion. Obes Surg, 637-641.

9.Courtney M. Townsend, J. (2013). Sabinston tratado de Cirugía. Barcelona: Elseiver.

10.DP, C. (1942). Post-shock metabolic response. Royal College of Surgeons of England Lancet 239, 433-437.

11.E, L. (1998). Efficacy of nutritional pharmacology in surgical patients. Curr Opin Clin Nutr Metab Care , 41.

12.ES, A. (2016). Safety and efficacy of 1020 consecutive laparoscopic sleeve gastrectomies. Surg Endoscopic, 2673-2678.

13.FA, M. (1992). Early enteral feeding, compared with parenteral, reduces postoperative septic complications. Ann Surg, 172-183.

14.Fisher BL, B. H. (2001). Mini gastric bypass, controversy. Obes Surg, 773-777.

15.Gagner M, H. C. (2016). Current status of sleeve gastrectomy. Surg Obes, 750-756.

16.Gibbs J, W. H. (1999). Preoperative serum albumin level as a predictor of operative mortality and morbidity. Arch Surg, 36-42.

17.H, S. (1905). The treatment of burns and skin grafting. JAMA, 1-8.

18.Himpens J, D. (2010). Long term results of laparoscopic sleeve gastrectomy for obesity. Ann Surg, 319-324.

19.I, B. (2009). Evaluation the radiological gastric capacity and evolution of the BMI 2-3 years after sleeve gastrectomy. Obes Surgery, 1262-1269.

20.IF, B. (2003). Branched-chain amino acids in patients with hepatic encephalopathy. Nutr Clin Pract , 97.

21.INEC. (2013). Sobrepeso y obesidad en la poblacion Ecuatoriana. Quito.: Minesterio de salud pública.

22.J, H. (2010). Long-term results of laparoscopic sleeve gaastrectomy for obesity. Ann Surgery, 319-324.

23.JM, F. (2017). Banding the sleeve improves weigth loss in midterm follow-up. Obes Surg, 1098-1103.

24.JM, M. (2007). The A.S.P.E.N. nutrition support core curriculum: a case-based approach: the adult patient. ASPEN, 268.

25.JM., M. (2006). Energy expeditur in hospitalized patients Mayo clinic proc, 809-816.

26.Juodeikis. (2017). Long-term results after sleevegastrectomy, a systematic review. Surg Obes, 693-699.

27.L, L. (2018). Banded sleeve gastrectomy . Obes Surg, 2687-2695.

28.Mehaffey J, H. m. (2004). 10 year outcomes after Roux-en-Y gastric bypass. Ann Surg, 121-126.

29.Motamendi MAK, B. M. (2017). Severe fatal protein malnutrion and liver failure . J Surg, 71-74.

30.N, B. (2010). Hospital complication rates with bariatric surgery in Michigan. JAMA, 435-442.

31.NJ, S. (2016). Sleeve gastrectomy and type 2 diabetes mellitus. Obes Surg, 1616-1621.

32.O, R. (2018). Asociation of bariatric surgery using laparoscopic banding, Roux-en-Y gastric bypass, or laparoscopic sleeve gastrectomy vs usual care obesity. JAMA, 279-290.

33.obesidad., S.-S. S. (2004). Documento de consenso sobre cirugía bariátrica. Madrid.: Revista española de cirugía.

34.Organization., W. H. (2017). Obesity and Overweight. Ginebra: WHO.

35.Palmar CD, M. K. (2018). One anastomosis gastric bypass is now stablished bariatric procedure. Obes Surg, Online july11.

36.Patton KM, A.-M. J. (2002). Nutritional aspects in liver disease and liver transplantation. Nutr Clin Pract , 332.

37.R, C. (2003). Normal aging, nutrition assessment, and clinical practice. Nutr Clin Pract, 12.

38.R, E. (2003). Perioperative GLY-GLN infusion diminishes the surgery-induced period of immunosuppression: Accelerated restoration of the lipopolysaccharide-stimulated tumor necrosis factor-alpha response. . Ann Surg, 110.

39.Riccioppo D, S. M. (2018). Small volumen, fast emptying gastric pouch leads to better long-term weigth loss and food tolerance after Roux en Y gastric bypass. Obes Surg, 693-701.

40.RJ, R. (2012). best practice guidelines based on experiencia of 12000 cases. Surg Obes, 8-19.

41.Rubino F, N. D. (2017). Metabolic Surgery Summit. Obes Surg, 2-21.

42.Salud., O. M. (2018). Obesidad y sobrepeso. Ginebra: OMS.

43.Sanchez.Pernaute. (2013). Single anastomosis duodeno-ileal bypass with sleeve gastrectomy , metabolic improvement and weigth loss. Surg Obes, 731-735.

44.Sanchez-Pernaute. (2013). Single anastomosis duodeno.ileal bypas with sleeve gastrectomy: metabolic improvement and wigth loss in first 100 patientes. Surg Obes, 731-735.

45. Sanchez-Pernaute. (2017). *Proximal duodenal-ileal end-to-side bypass with sleeve gastrectomy: proposed tecnique. Obes Surg, 1614-1618.*

46. SE, W. (1997). *Enteral feeding intolerance:An indicator of sepsis-associated mortality in burned children. Arch Surg, 1310-1313.*

47. SF, K. (1997). *Risk adjustment of the post operative mortality rate for the comparative assessment of the quality of surgycal care. J Am Coll Surh, 315-327.*

48. Vidal-Puig. (2001). *Metabolism. Controlling the glucose factory. Nature. Surgery 117, 413.*

49. WA, B. (2018). *Single anastomosis duodenal ileal bypass with sleeve gastrectomy/ one anastomosis duodenal switch(SADI-S/OADS). Obes Surg, 1207-1216.*

50. WA, B. (2018). *Single-anastomosis duodenal-ileal bypass with sleeve gastrectomy SADI-S. Surg Obes, 1207-1216.*

51. WB, N. (2007). *Nutritional support in the crtically ill. Current surgery therapy, 1234-1245.*

52. Yumuk V, T. F. (2015). *European guidelines for obesity managementg in adults. Estambul: Obes fact.*